RECETAS MACROBIÓTICAS PARA LA SALUD

ÍNDICE

calabaza

DEDICATORIA

Dedico este libro a mi marido, a mis hijos y a mis nietos, con la esperanza de que les sea útil.

También lo dedico a todas las personas que busquen en él una ayuda para su salud.

AGRADECIMIENTOS

Agradezco las enseñanzas sobre Macrobiótica de Pol Dominique, Carolina Corcoi, Beatriu Alabart, Ana López y Daniel Salens.

Todos ellos han hecho posible que pudiera escribir: Recetas Macrobióticas para la Salud.

INTRODUCCIÓN

Podemos mantener o recuperar la salud si esta es nuestra voluntad, tenemos la información necesaria y estamos dispuestos a hacer cambios. Dentro de estos cambios es fundamental el cambio de alimentación, la primera medicina.

No obstante, el cambio de alimentación, siendo fundamental para alcanzar la salud, no es suficiente para sanar. Tenemos que considerar que además hay otros factores necesarios a tener en cuenta como: la calidad del agua que bebemos y del aire que respiramos, los tóxicos internos, como por ejemplo las amalgamas que todavía tenemos en nuestra boca, y los tóxicos externos como, por ejemplo, los solventes de los productos de higiene corporal y de la limpieza, entre otros muchos.

También debemos tener en cuenta la calidad del sueño y el lugar donde dormimos para evitar situarnos bajo la influencia de campos electromagnéticos o encima de los efectos de la radiaciones telúricas y de las venas de agua, provenientes del subsuelo. Si colocamos nuestra cama o nuestra mesa de trabajo sobre dichas radiaciones, nuestro sistema inmune bajará y alcanzar la salud se convertirá en una utopía.

Otro factor fundamental es el ejercicio físico moderado como andar, a poder ser en medio de la naturaleza.

Y sobre todo, saber gestionar el equilibrio espiritual, mental y emocional.

Si estamos de acuerdo que somos lo que comemos y si nos preocupa nuestra salud, este libro nos ayudará a mantenernos sanos porque en él encontraremos los alimentos naturales básicos para conseguirlo.

Los nutrientes de este tipo de alimentación sirven a nuestro cuerpo para regenerarlo y fortalecerlo. Si podemos elegir, es mejor cocinar los alimentos ecológicos integrales y de nuestra tierra, para que podamos alimentarnos física y energéticamente. Los alimentos preparados, las conservas y los congelados, desde el punto de vista físico parecen lo mismo, pero son un problema para nuestra salud energética. Un producto fresco tiene un alto valor nutritivo a causa de la energía que nos aporta. Esta energía se transfiere a todas nuestras células, porque también poseen su parte energética y necesitan vitalidad. Un ejemplo lo tenemos entre un grano de arroz blanco y uno integral. Si los plantamos a la vez, del grano integral crecerá una planta, porque guarda su energía. Del blanco no crecerá nada, porque es un alimento energéticamente muerto. Si nuestro cuerpo no recibe energía de los alimentos, tendrá que consumir una energía que no ha recibido para digerirlo.

La enfermedad es un desequilibrio de energía que se expresa en forma de síntomas. La macrobiótica enseña a curar sin cirugía ni medicamentos.

La alimentación macrobiótica es una amenza a la estructura del poder porque, en general, nos hace autónomos, autosuficientes y responsables de nuestra salud. La macrobiótica potencia las capacidades del organismo para autocurarse. Es una herramienta muy eficaz que nos depura de los tóxicos, nos alcaliniza, es antiinflamatoria, antioxidante y nos da energía vital para estimular el poder de autosanación que posee nuestro organismo.

En este libro se han tenido en cuenta los principios yin-yang en la alimentación, que pueden adaptarse a cada individuo según su condición.

Las dos fuerzas yin-yang producen los dos pares opuestos en nuestro mundo, como el calor y el frío; lo ácido y lo alcalino, los dos polos magnéticos y eléctricos (+) y (-); masculino y femenino; el equilibrio sodio-potasio en nuestro organismo; el equilibrio físico, el energético, psicoemocional...

Existe una clasificación entre alimentos yin (expansivos) y alimentos yang (contractivos), que usaremos buscando el equilibrio para conseguir la salud en cada situación personal, según las enseñanzas de Georges Ohsawa, primer impulsor de la macrobiótica en Occidente.

Los alimentos de los extremos yin-yang, nos agotan la energía y nos llevan a enfermar. El consumo de alimentos centrados no agota la energía, sino que la genera, llevándonos a sanar.

Clasificación general de los alimentos

Desde los más Yin (expansivos de los órganos y tejidos) hasta los más Yang (contractivos). En la zona central de esta clasificación están los alimentos más equilibrados (Yin-Yang) y mejores para superar cualquier enfermedad.

Yin, expansivo

- hielo
- drogas y la mayor parte de los medicamentos
- productos químicos: conservantes, colorantes,...
- bebidas alcohólicas: licores, vino, cerveza
- complementos vitamínicos (especialmente los hidrosolubles)
- azúcar refinado
- azúcar moreno

- edulcorantes, miel, melaza...
- jalea real y polen
- bebidas aromáticas y estimulantes: café, té, menta, tila...
- especias: pimienta, mostaza, curry, nuez moscada
- germinados
- fruta tropical: piña, mango, papaya, kiwi, aguacate, plátano
- fruta de zona templada: cerezas, manzanas...
- aceites
- frutos oleaginosos: nueces, almendras, cacahuetes...
- leche, nata, quesos tiernos (camembert, brie)
- verdura de hoja

Zona de equilibrio

- verduras redondas: cebolla, brócoli, col, calabaza...
- verduras de raíz: nabo, zanahoria, rábano, chirivía, puerros...
- algas
- cereales integrales: maíz, centeno, cebada, avena, arroz, quinoa, mijo, amaranto, trigo sarraceno
- semillas oleaginosas: de calabaza, de girasol, de sésamo
- leguminosas: garbanzos, azuquis, lentejas, alubias...

- pescado de agua dulce
- pescado de agua salada: blanco, azul, marisco.

Yang contractivo
- caza: aves, perdices, caza mayor...
- carne: conejo, ternera, buey, cerdo...
- quesos secos (se tarda siete años en eliminar sus toxinas)
- huevos
- caviar
- horneados: pizza, quiches, cocas saladas...
- frutos secos salados, tostados, fritos
- barbacoas
- embutidos
- salsas de soja, miso
- condimentos
- sal

Nos apartaremos de los alimentos que nos enferman como los transgénicos, la comida basura, los lácteos, la carne, especialmente las procesadas por su alto contenido en nitritos y residuos ácidos, y las barbacoas debido al benzopireno; el azúcar, las harinas blancas, el pan blanco, la bollería industrial y la pastelería, las grasas saturadas y las hidrogenadas, y reduciremos el consumo de huevos.

También evitaremos toda la comida industrial con múltiples

aditivos tóxicos. Entre estos aditivos destaca el potenciador del sabor llamado glutamato monosódico o ajinomoto, que se encuentra en la mayoría de alimentos industriales, y que junto al edulcorante aspartamo, constituyen los dos tóxicos alimentarios más peligrosos para la salud, ya que son neurotóxicos y cancerígenos. También evitaremos los productos fritos de aperitivos, la bollería, alimentos ahumados, las conservas, precocinados, la sal común (Cl Na) y bebidas azucaradas, carbonatadas, las light, las 0% de azúcar y las bebidas alcohólicas, porque contienen azúcares y aditivos. Todos estos alimentos son acidificantes, oxidantes, inflamatorios, tóxicos y antifisiológicos, con numerosos estudios que lo avalan.

Cuando hacemos la compra es necesario leer los ingredientes para evitar sustancias tóxicas y productos transgénicos que nos llevan a enfermar.

Por suerte cada día hay más personas conscientes que comprenden la necesidad de un cambio de alimentación y que ven en este cambio la primera medicina. Pero la gran mayoría de la población, e incluso en el mundo sanitario, no ven necesario hacer cambios en la alimentación cuando se trata de curar una enfermedad.

En la macrobiótica encontramos los alimentos que nos curan, como los cereales integrales, las verduras de la tierra, las algas del mar y las de agua dulce, las legumbres, los pescados pequeños y salvajes, las especias, los vegetales fermentados, las semillas, los tés, y la sal marina completa. Todos estos alimentos se caracterizan por ser depurativos, energéticos, alcalinizantes, antioxidantes, antiinflamatorios, potenciadores del sistema inmunitario y equilibrados Na – K (Sodio – Potasio) 1/7. La macrobiótica, gracias a los alimentos integrales, contiene prebióticos por su fibra, y probióticos por sus alimentos fermentados, lo que la convierte en una alimentación simbiótica. En la alimentación macrobiótica sólo se usan alimentos orgánicos, de proximidad y de la estación, con la finalidad de dar a nuestro organismo lo mejor en cada momento para alcanzar mayor salud, equilibrio y bienestar.

La cocina macrobiótica no tan sólo nos lleva a la salud física, sino también a la salud energética y psico-emocional.

Cuando has visto fallecer a familiares y amigos a una edad demasiado temprana y al cabo de unos años superas una enfermedad, consiguiéndolo gracias, entre otros cambios, a la macrobiótica, comprendes primero que la alimentación occidental es una de las causas de muchas de las enfermedades de nuestra sociedad, y segundo que es una lástima que no todos conozcamos que existe una alimentación llamada macrobiótica que es capaz de ayudarnos a sanar porque es completa y saludable.

En el último tramo de mi proceso hacia la salud apareció en mi vida la macrobiótica, que fue la pieza del puzzle que faltaba, sin la cual no hubiera llegado a superar la fibromialgia y el síndrome de fatiga crónica, y así recuperar la alegría y bienestar que hoy disfruto. Es por eso que quiero compartir con vosotros estas páginas que, ciertamente, podrán conservar o mejorar vuestra condición sin necesidad de tomar tantos medicamentos como actualmente se estila.

No hemos de luchar contra la enfermedad, sino a favor de la salud integral, que se consigue con la alimentación, la primera medicina.

Conociendo la macrobiótica y un estilo de vida saludable, el ser humano puede hacerse responsable de su vida.

Este estilo de vida que propongo consiste en levantarse pronto, hacer un poco de ejercicio diariamente, masticar bien los alimentos, tener el cuerpo y la mente ocupados en un trabajo que nos motive; practicar conscientemente la respiración, relajación, meditación y oración; mantener, siempre que se pueda, el contacto con la naturaleza; y tener diariamente un tiempo de descanso para nosotros y también para relacionarnos con familiares y amigos.

SUGERENCIAS

• Masticar bien cada bocado. Mejor más de 20 veces para que se convierta en papilla y las enzimas de la saliva preparen el alimento para ser digerido.

• No conviene tomar agua con la boca llena, porque se debilita en la boca la acción de la saliva sobre los carbohidratos, y también afecta al estómago. Mejor beber de 10 a 15 minutos antes de comer.

• Comer sólo cuando realmente tengamos hambre. Nos levantaremos de la mesa con satisfacción pero no con saciedad, como si nuestro estómago estuviera lleno un 80%.

• Beber agua al levantarse por la mañana y durante el día sólo si se tiene sed.

• Dejar transcurrir de 2 a 3 horas desde la cena hasta el momento de acostarnos.

• Usaremos utensilios de cocina de madera, cristal, cerámica, hierro fundido esmaltado y acero inoxidables de la mejor calidad. Si podemos, las mejores baterías de cocina son las de acero inoxidable tipo "quirúrgico", porque están bañadas internamente de titanio, que es un metal no poroso y no contamina los alimentos. Los cuchillos de cerámica japoneses para cortar verduras son mejores que los metálicos porque no oxidan el alimento, especialmente los vegetales. No utilizaremos utensilios de aluminio ni de teflón.

• Es recomendable no utilizar la olla a presión porque alcanza temperaturas demasiado elevadas, perjudicando la calidad de los nutrientes.

• Es importante aprender a cocinar en un centro macrobiótico con el asesoramiento de personas con experiencia. Así conseguiremos aprender a convertir los alimentos que nos da la naturaleza, en sabrosos y deliciosos platos, y despertaremos en nosotros la creatividad que todos poseemos, progresando y creciendo día a día.

Tengo la esperanza de que algún día llegue en las escuelas y a las universidades el estudio de los alimentos y sus nutrientes desde una nueva perspectiva. ¡Ojalá sea pronto!

• Quien cocina tiene la posibilidad de cambiar la calidad de los alimentos con la polaridad yin-yang, que varía según el tipo de cocción, cantidad de sal, el calor, los condimentos... Hay que alternar los tipos de cocción según la condición de la persona, la estación del año, ...

• Sugiero usar las cocinas de gas porque el fuego es yang, introduce energía en los alimentos y nos la transmite, mientras que las cocinas eléctricas como las vitrocerámicas, las de inducción, etc, nos aportan una energía yin que no nos conviene si padecemos alguna enfermedad.

• Tampoco utilizaremos el microondas (más información en el libro "Alimentación, energía vital en el cáncer").

• Selección de alimentos macrobióticos en condiciones normales. Ingesta diaria:

- Cereales 40%

- Verduras 30%

- Legumbres ó pescado 15%

- Algas marinas 10%

- Semillas y aceites 3%

- Pickles 2%

• Bebidas: Agua y tés.

• Los cereales y las legumbres tienen que estar bien cocidos para digerirlos bien. Para saber si están en su punto, poner un grano en la boca y apretarlo con la lengua contra el paladar. Si se aplasta, ya estará listo.

• Para la cocción de cereales es importante usar un

difusor. En el primer tiempo de la cocción el fuego tiene que ser fuerte para que arranque el hervor, después muy bajo y con el difusor.

• La proteína animal (pescado) es mejor tomarla por la mañana o al mediodía.

• Si tomamos cada día proteína animal sobrecargaremos el hígado.

• Las legumbres son aconsejables también en la cena, porque el triptófano que contiene nos ayudará a conciliar el sueño.

• A partir de los 40 años la fruta envejece debido a sus ácidos orgánicos que no podemos neutralizar porque ya no producimos los suficientes bicarbonatos alcalinos. Mejor tomarla cocida y tomarla sola porque es indigesta, especialmente después de comer legumbres.

• Usaremos los sabores de acuerdo a las estaciones:

   – Dulce → verano tardío → cebolla

   – Amargo → verano → tahín

   – Ácido-agrio → primavera → umeboshi

   – Salado → invierno → agua de mar

• El dulce equilibra el amargo y el ácido. Cuando algún alimento nos parece demasiado amargo le pondremos, por ejemplo, una cucharadita de melaza.

• Una de las críticas que acostumbra a recibir la macrobiótica, es la ausencia de vitamina B12. Sin embargo, esto no es así, ya que se consumen alimentos que la contienen, como el alga nori, la seta shiitake, las almejas, los mejillones y el pescado azul.

• La sal: consumiremos sólo la sal integral marina, que es necesaria para la salud. Esta sal contiene los 84 elementos esenciales que se hallan en nuestro organismo. En cambio, la sal de mesa habitual sólo contiene ClNa Cloro y Sodio y nos enferma por ser tóxica.

• No usaremos verduras solanáceas como patatas, tomates, pimientos y berenjenas porque son acidificantes e inflamatorias y contienen solanina.

• Normalmente nos alimentamos con cereales que contienen gluten, como el trigo, la cebada, el centeno, etc., pero todos ellos son inflamatorios. La avena, y la espelta, a pesar de contener gluten, no son tan inflamatorios. Para recuperar la salud usaremos cereales sin gluten como el arroz integral, mijo y el maíz; también pseudocereales como el trigo sarraceno, la quinoa, el amaranto y la canihua.

• Los alimentos según su calidad y su preparación pueden calentar o enfriar nuestro organismo. Así, los alimentos yang son contractivos y mantienen el calor interno. Los alimentos yin son expansivos y refrescantes. No debemos caer nunca en los extremos de yang – yin (ver clasificación general de los alimentos).

Para calentarnos en las estaciones más frías usaremos alimentos más yang (dentro de los alimentos centrados) y cocciones más largas.

Para refrescarnos en las estaciones más cálidas usaremos alimentos más yin (dentro de los alimentos centrados) y cocciones más cortas.

• Se recomienda comer 5 veces al día una dieta sana. La alimentación es la principal fuente de triptófano, necesario para que se produzca la serotonina. Cuando esta disminuye por falta de alimento se incrementa la agresividad y el malestar. ¿Por qué? Porque el estómago es nuestro segundo cerebro, con millones de neuronas interconectadas, que pueden relajarnos y eliminar el insomnio. También los intestinos, nuestro tercer cerebro, poseen millones de neuronas, que producen el 80% de la serotonina y todos los tipos de neurotransmisores que existen en el cerebro.

Los tres cerebros están interconectados, como todo en nuestro cuerpo. Es por esto que podemos decir que, con una buena alimentación, no tan solo curamos nuestro cuerpo físico, sino también nuestro aspecto emocional y mental.

• Se aconseja tomar alimentos que contengan probióticos y prebióticos, porque mejoran las funciones del aparato digestivo (segundo y tercer cerebro). En la macrobiótica, los alimentos con probióticos más destacados son los siguientes alimentos fermentados: el miso, la umeboshi, la salsa shoyu y tamari, el nâtto, el chucrut, las microalgas, ... Entre los alimentos con prebióticos para mejorar el tránsito intestinal, se encuentran todos los alimentos integrales.

Combinación de los alimentos

Los médicos higienistas como el Dr.Herbert y M.Shelton, después de muchos años de experiencia, llegaron a la conclusión de que la combinación adecuada de los alimentos es la clave para digerir correctamente.

Los alimentos mal digeridos se pudren o fermentan, envenenándonos. Las bacterias de la putrefacción reducen las proteínas a aminoácidos, luego destruyen los aminoácidos generando venenos: indol, escatol, fenol y sus ácidos, ácidos grasos, dióxido de carbono, hidrógeno, sulfito de hidrógeno, sustancias pertenecientes al grupo de las aminas, etc.

Invitamos a los lectores a experimentar estas combinaciones para asegurar una mejor nutrición como resultado de una mejor digestión.

• Tomar ácidos (zumo de limón, vinagre,...) y carbohidratos (cereales, pan,...) en comidas separadas.

• Tomar ácidos y proteínas en comidas separadas.

• Tomar proteínas (legumbres, pescado) y carbohidratos en comidas separadas. "La naturaleza nunca ha producido bocadillos" (Tilden).

• No tomar varios carbohidratos en la misma comida.

• Tomar grasas (aceites) y proteínas en comidas separadas.

• Tomar azúcares (compotas, melazas, siropes, zumo concentrado de manzana,...) y proteínas en comidas separadas.

• Tomar azúcares y carbohidratos en comidas separadas (una mala combinación sería compota de fruta con pan, por ejemplo).

• Eliminar los postres porque no combinan ni con carbohidratos, ni con proteínas y no pueden digerirse bien después de una comida. Los postres como los helados, significan otro problema más en el proceso digestivo debido al frío.

• Nunca combinaremos legumbres (proteína vegetal) + pescado (proteína animal). Por ejemplo, no es buena combinación el bacalao con garbanzos o almejas con alubias, tal como es habitual en restaurantes.

• Tomaremos un tipo de proteína por comida. No se recomienda tomar dos proteínas vegetales como garbanzos con lentejas o similar, ni tampoco una proteína vegetal junto con una animal.

RECETAS MACROBIÓTICAS

3. CEREALES INTEGRALES

No hemos de eliminar la fibra de los alimentos, porque perdemos la actividad muscular de la pared intestinal, que nos lleva a la putrefacción de las proteínas y a la fermentación de los hidratos de carbono. Además, se eliminan los prebióticos y aumentan las bacterias intestinales patógenas.

Los cereales integrales son la principal fuente de energía concentrada. Algunos cereales son ricos en metionina y deficitarios en lisina, en cambio las legumbres son ricas en lisina y deficitarias en metionina. Cereales y legumbres se complementan con sus aminoácidos esenciales, formando una proteína de excelente calidad (Ejemplo: lentejas con arroz, garbanzos con mijo).

Son un alimento completo porque contienen los 6 nutrientes: carbohidratos, proteínas, grasas, vitaminas, minerales y fibra.

En las capas externas de los granos de los cereales

integrales se encuentran varios tipos de fibras, aminoácidos, minerales, vitaminas y enzimas. Hay estudios científicos que demuestran que los cereales integrales reducen las enfermedades cardíacas, las hemorragias cerebrales y la hipertensión, también reducen el colesterol y previenen diversos tipos de cáncer.

Las recetas que situamos en primer lugar son los cereales, porque constituyen la base de la macrobiótica. Usaremos los que no contienen gluten como el arroz, el mijo, el trigo sarraceno o alforfón, el maíz, y los pseudocereales como la quinoa, amaranto y canihua, también sin gluten.

Evitaremos sobre todo el trigo por su contenido en gluten y en oxalatos.

En condiciones normales el cereal representará el 40% de nuestra alimentación.

Para la cocción de los cereales integrales usaremos siempre agua hirviendo.

ARROZ INTEGRAL

El arroz integral es el cereal más nutritivo y equilibrado (yin-yang). Constituye el alimento principal de la mitad de la humanidad.

El arroz integral se usa para tratar toda clase de

enfermedades, especialmente el cáncer, debido a su contenido en fitoquímicos (régimen número 7 de George Ohsawa). Es el cereal més empleado en macrobiótica.

En una ocasión, tras 5 días de régimen número 7 con arroz integral me curé de una sinusitis y después de un tiempo, superé una bronquitis en 10 días.

Cocción del arroz

Ingredientes:

1 taza de arroz integral (1 medida de arroz por 2 medidas de agua)

2 tazas de agua hirviendo

Opcional: ¼ de cucharadita de sal marina

1/2 hoja de alga kombu (no se pone previamente en remojo)

Una cucharada de gomasio o una pizca salsa tamari

Preparación:

• Se lava el arroz en un colador y se incorpora al agua que ya estará hirviendo con el alga kombu. Cuando el arroz empieza a hervir se baja el fuego al mínimo, se pone un difusor y se tapa.

• Es mejor no utilizar la olla a presión para su cocción porque el alimento supera la temperatura óptima de 110ºC.

Pero si se tiene prisa en la olla a presión se cocerá en 21 minutos. En la olla normal el tiempo de cocción es de 45 minutos y se deja reposar 10 minutos con el fuego apagado.

Ponemos poca sal porque se come espolvoreando una cuchara de gomasio o una pizca de salsa tamari.

Normalmente los japoneses no ponen sal a los cereales, sólo añaden alga kombu y lo salan con gomasio o salsa de soja una vez terminada la cocción.

El cereal integral, como el arroz, se equilibra con la verdura, que le aporta más alcalinidad; y con las legumbres, que complementan sus aminoácidos esenciales.

El alga kombu se utiliza en todas las cocciones de cereales y de legumbres. Una vez lista la cocción, se lava y se reserva para una nueva cocción. Cuando después de varias cocciones se pone muy blanda, se corta en trocitos y se añade al alimento que hayamos cocido.

CREMA DE ARROZ INTEGRAL

Las cremas de arroz se acostumbran a tomar como desayuno después de la sopa de miso.

Ingredientes:

1 taza de arroz integral

5 tazas de agua hirviendo

1/4 de cucharadita de sal marina

1/2 hoja de alga kombu

Preparación:

• Lavar el arroz y escurrir.

• Tostarlo en una cazuela removiendo constantemente hasta que se dore.

• Agregar el agua, la sal y la kombu, y llevarlo a hervor. Después tapar y bajar la intensidad del fuego al mínimo, y poner el difusor.

• Cocinar como mínimo 1 hora, sacar el alga y reservarla.

• Dejar reposar 10 minutos.

• Hacer el puré en un pasapurés.

CREMA DE HARINA DE ARROZ INTEGRAL

Plato especial para la gripe.

Ingredientes:

1 taza de harina tamizada de arroz recién molido en casa

4 tazas de agua hirviendo

1/2 hoja de alga kombu

Preparación:

• Tostar la harina hasta que esté dorada (olerá a nueces).

• Agregar agua lentamente, removiendo constantemente para que no se hagan grumos. Añadir la sal y el alga.

• Llevar a hervor, después reducir la llama al mínimo y tapar.

• Remover de vez en cuando.

• Hervir durante 25 minutos y apagar el fuego. Dejar tapado 10 minutos más para que repose.

• Remover antes de servir.

BOLITAS DE ARROZ INTEGRAL Y TEMPEH

Ingredientes (para 4 personas):

4 barritas de tempeh maceradas con tamari

2 vasos de arroz integral cocido

2 zanahorias ralladas muy finas

Gomasio para rebozar las bolitas

Un poquito de aceite de sésamo.

Preparación:

• Rallamos el tempeh.

• Salteamos en el aceite el tempeh rallado durante 5

minutos a fuego lento.

• Mezclamos en una ensaladera el tempeh, el arroz y la zanahoria rallada. Amasamos bien los ingredientes.

• Nos mojamos las manos con agua fría y salada para que no se nos pegue la masa, y hacemos las bolitas.

• Rebozamos las bolitas con gomasio y las introducimos en el horno a 100ºC hasta que estén ligeramente doradas.

• Las servimos con nituké de verduras.

HAMBURGUESA DE ARROZ INTEGRAL Y SEITÁN DE ESPELTA

Ingredientes:

100 gr de seitán cocido al vapor o hervido 20 minutos

1 zanahoria cruda

Un trocito de jengibre rallado

Un puñado de sésamo crudo

Un puñado de orégano

1 cebolla roja

Un poquito de aceite de sésamo para cocer la cebolla

Un poquito de nuez moscada en polvo

Un poquito de canela en polvo

Un poquito de salsa de soja tamari

Un puñado de harina de arroz integral

Una pizca de aceite de sésamo para dorar la hamburguesa.

Preparación:

• Cocemos la cebolla con un poco de aceite y cuando esté blanda le ponemos la nuez moscada, la canela y un poquito de salsa tamari.

• Rallamos la zanahoria.

• Rallamos el seitán.

• Rallamos el jengibre.

• Mezclamos la harina con todos los ingredientes y lo amasamos.

• Cuando esté amasado lo dejaremos 30 minutos en reposo.

• Empezaremos a hacer las bolas, no demasiado grandes, y las vamos poniendo en un plato. Después las aplastaremos para que queden en forma de hamburguesa.

• Las doraremos en un poco de aceite y después la pondremos en un papel de cocina absorbente para que no queden aceitosas.

ARROZ INTEGRAL CON SETAS SHIITAKE Y MAITAKE

Estas setas son inmuno-estimulantes por su contenido en beta-glucanos.

Ingredientes:

1 taza de arroz integral

2 cucharadas soperas de alga dulse lavada

2 cebollas rojas medianas

1 seta shiitake deshidratada por persona

5 gr. de seta maitake deshidratada por persona

1 trocito de alga kombu para la cocción del arroz integral

Una pizca de sal marina para la cocción del arroz integral

1 cucharada sopera de tamari

2 cucharadas soperas de aceite de sésamo

2 cucharaditas rasas de cúrcuma en polvo hervida 10 minutos con un poquito de agua

2 cucharadas soperas de gomasio

Preparación:

• Poner las 2 setas en remojo 2 horas antes de la preparación. Eliminar los troncos duros de la shiitake.

• Guardar para la cocción el agua de remojo colada por sus propiedades antiinflamatorias.

• Cocemos el arroz integral en 2 tazas de agua hirviendo, con el alga kombu y una pizca de sal durante 45 minutos.

• Cortamos las cebollas a medias lunas muy finas.

• Ponemos una cazuela al fuego y cuando el aceite esté caliente echamos la cebolla y removemos hasta que esté transparente. A continuación echamos el tamari, bajamos el fuego al mínimo y tapamos. Si es necesario, para que no se pegue, añadimos un poquito de agua. Esperamos 15 minutos y añadimos las setas cortadas a láminas finas junto con el agua de remojo colada. Subimos el fuego hasta que hierva nuevamente y bajamos el fuego, dejando la cocción 20 minutos más. Si es necesario añadimos un poco más de agua.

• Cuando falten 5 minutos añadimos la cúrcuma cocida, el alga dulse y removemos.

• Transcurrido el tiempo, añadimos el arroz integral y removemos hasta que esté caliente.

• Servimos espolvoreando el gomasio.

PAELLA DE VERDURAS

Ingredientes para 4 personas:

3 tazas de arroz integral cocido

1 taza de cebolla cortada muy fina

1 brócoli pequeño cortado en florecitas y el tallo en láminas finas

1 manojo de rabanitos cortados por la mitad

4 setas shiitake cocidas y cortadas a láminas (guardar el agua de la cocción)

1 cucharada sopera de cúrcuma (dará color a la paella, además la cúrcuma es muy buena para el hígado y es anticancerígena)

1 pizca de pimienta negra

2 cucharadas de postre de jengibre rallado

1 ramita de perejil

2 cucharadas soperas de salsa de soja Tamari

Preparación:

• Hervir la cúrcuma en poca agua durante 10 minutos y reservarla.

• Lavar las verduras y cortarlas.

• En una cazuela ancha calentar el aceite y echar la cebolla. Cuando esté transparente, salar con un poquito de Tamari y añadir la zanahoria. Remover y a los 5 minutos añadir otro poquito de Tamari. Finalmente añadir el brócoli y los rabanitos.

• Cuando el brócoli y los rabanitos estén al dente, añadir el resto de Tamari, las setas con su caldo de cocción, y remover.

• Mezclamos el arroz integral con las verduras y añadimos la cúrcuma, la pimienta y el jengibre. Removemos y esperamos 2 minutos para apagar el fuego.

• Servimos individualmente, utilizando un molde cilíndrico y lo adornamos con el perejil picado.

PAELLA DE MARISCO CON ALGAS

Ingredientes para 3 personas:

300 gr de arroz integral

2 medidas de agua por cada medida de arroz

1 cebolla roja picada fina

1 puerro a rodajas finas

1/2 calabacín

Perejil

Unas hebras de azafrán

1/2 hoja de alga kombu

1/2 hoja de alga wakame (previamente remojada 2 minutos y cortada a trocitos)

Un puñado de alga arame (previamente remojada 5

minutos)

No aprovecharemos el agua de remojo de las algas

3 cucharadas soperas de aceite de sésamo

Un puñado de pescado de roca para hacer el "fumet"

1 sepia de 150 gr sin tinta ni salsa, y cortada a trocitos

3 gambas

3 cigalas

300 gr de mejillones

200 gr de almejas

2 cucharadas soperas de salsa tamari

Preparación:

• Ponemos el agua a hervir en una cazuela.

• Lavamos el arroz y lo introducimos en el agua junto al alga kombu. Cuando vuelva a hervir, bajamos el fuego al mínimo, ponemos el difusor, lo tapamos y lo dejamos 40 minutos.

• Limpiamos el pescado y el marisco.

• En la paella ponemos las 3 cucharadas soperas de aceite, esperamos a que se caliente y echamos la sepia. Cuando esté bastante blanda (clavamos un tenedor para comprobarlo) añadimos primero la cebolla 10 minutos y después el puerro, y los salteamos 10 minutos más.

• Añadimos a la paella el calabacín cortado a cubitos pequeños y el alga arame, y los dejamos cocer 5 minutos más. Después añadimos el alga wakame y lo dejamos todo 2 minutos más.

• En otra cazuela a parte, a fuego medio y con un poco de aceite, ponemos los mejillones y tapampos hasta que se abran, y añadimos las almejas y volvemos a tapar hasta que también se abran. Apagamos el fuego. Dejamos los mejillones y las almejas con una sola concha y reservamos el jugo de su cocción.

• Añadimos a la paella el arroz cocido y removemos a fuego medio. A continuación colocaremos las gambas y los escamarlanes, vertemos en la paella 250 c.c (1 vaso) de "fumet" hirviendo, el jugo de la cocción de las almejas y mejillones y ponemos las hebras de azafrán.

• Transcurridos 5 minutos apagamos el fuego, rociamos la paella con tamari* (2 cucharadas soperas aproximadamente). Adornamos la paella con los mejillones, las almejas y el perejil cortado fino.

Las almejas favorecen la función del hígado.

• Y ya podremos servir.

*Teniendo en cuenta la sal de las algas y la del marisco,

pondremos más o menos salsa tamari.

ARROZ INTEGRAL DE SEITÁN DE ESPELTA Y ALGA WAKAME

Ingredientes:

3 tazas de arroz integral cocido

1 seitán de espelta cortado a cuadritos

1 cebolla picada

1 calabacín cortado a cuadritos

2 ramas de alga wakame remojada 2 minutos

2 cucharadas soperas de semillas de girasol tostadas y saladas

Unas hebras de azafrán o 2 cucharadas soperas de cúrcuma

2 cucharadas soperas de tamari

2 cucharadas soperas de aceite de sésamo

Preparación:

• Calentamos el aceite en una cazuela y echamos la cebolla. Cuando la cebolla esté transparente añadimos un poquito de tamari. Agregamos el calabacín y el seitán a fuego medio-bajo durante 5 minutos con la cazuela tapada.

Vertemos un poco de agua y cocemos durante 20 minutos más a fuego lento y tapado.

• Cuando falten 3 minutos añadiremos el alga wakame troceada, el azafrán y el resto de tamari.

• Finalmente añadiremos el arroz cocido y removeremos hasta que se caliente.

• Decoraremos el plato con las semillas de girasol tostadas y saladas.

MIJO

Es el cereal más yang y más alcalino. Posee todos los aminoácidos esenciales. Acompañado de calabaza es ideal para la diabetes. Es, junto con el arroz integral, el cereal ideal para las madres lactantes.

Ingredientes para la cocción del mijo:

2 tazas de mijo

8 tazas de agua

1/2 cucharadita de sal marina

1/2 hoja de alga kombu

Preparación:

• Lavar el mijo y escurrirlo.

• Tostarlo en una cazuela durante 10 minutos o hasta que se oscurezca un poco y desprenda su olor.

• Agregamos el agua hirviendo, la sal y el alga.

• Esperamos a que hierva de nuevo y bajamos el fuego al mínimo. Ponemos el difusor y tapamos.

• Lo dejaremos cocer durante 30 minutos, apagaremos el fuego, y esperaremos que repose tapado 10 minutos más.

MIJO AL CURRY

Ingredientes:

150 gr. de mijo

1 cebolla roja grande cortada a medias lunas finas

2 zanahorias cortadas a juliana

1/4 de col lombarda cortada en tiras muy finas

1/4 de hoja de alga kombu

20 gr. de alga arame

30 gr. de pasas de Corinto

30 gr. de semillas de calabaza tostadas y saladas

1 cucharada de postre de curry

2 cucharadas soperas de aceite de sésamo

Sal marina

4 hojas de menta

Preparación:

• Lavar bien el mijo.

• Remojar el alga arame 5 minutos.

• Remojar las pasas.

• En una cazuela ancha ponemos el aceite y rehogamos llas pasas. Incorporamos las verduras y las salteamos durante 5 minutos.

• A continuación añadimos el mijo y la kombu, y removemos. Vertemos el agua (4 medidas de agua por medida de mijo) y la sal. Dejamos cocer 15 minutos.

• Transcurridos los 15 minutos añadimos el alga arame y cocemos durante 10 minutos más. Pasado este tiempo añadimos el curry, removemos y dejamos cocer 5 minutos más.

• Lo servimos con un molde cilíndrico y los espolvoreamos con gomasio, las semillas de calabaza y las hojas de menta picadas.

CROQUETAS DE MIJO CON CEBOLLA

Ingredientes:

2 tazas de mijo

4 cebollas rojas medianas

1/2 hoja de alga kombu

1 cucharada de aceite de sésamo

Un poquito de sal

Preparación:

• Lavar el mijo y escurrirlo.

• Cortamos las cebollas muy finas y las salteamos con aceite de sésamo. Cuando la cebolla está transparente añadimos un poquito de sal, el alga kombu y el mijo con tres partes de agua por cada una de mijo, dejándolo a fuego lento y tapado durante 30 minutos aproxiamadamente.

• Se deja enfriar hasta que esté templado y se saca el alga kombu.

• Nos mojamos las manos con agua fría y salada para que no se nos pegue el mijo.

• Hacemos las bolas de mijo, les damos forma de croqueta y las rebozamos con gomasio.

• Las ponemos en una fuente para ir al horno y las gratinamos unos minutos sin pasar de los 100ºC.

• Cuando estén ligeramente doradas estarán listas para comer.

MIJO CON LENTEJAS ROJAS DUPUY, PUERROS Y ZANAHORIAS

Ingredientes para 4 personas:

1 taza de mijo

4 tazas de agua

1/2 taza de lentejas

Una pizca de aceite de sésamo

1 puerro lavado y picado no muy fino

1 zanahoria lavada y cortada a daditos

1/4 hoja de alga kombu

4 cucharadas soperas de semillas de girasol tostadas y saladas

4 hojas de menta

Preparación:

• En una cazuela calentamos una pizca de aceite de sésamo y ponemos el puerro y la zanahoria a fuego fuerte durante 2 minutos. Después añadimos las lentejas lavadas y agua fría hasta que cubra los ingredientes. Dejamos cocer a fuego lento durante 40 minutos o hasta que estén blandas.

• Lavamos el mijo.

• Tostamos el mijo en una cazuela durante unos minutos hasta que se oscurezca un poco y desprenda aroma.

• Apagamos el fuego y dejamos reposar 10 minutos. Sacamos el alga kombu, la lavamos y la ponemos en un recipiente de cristal en la nevera para utilizar en otra cocción.

• Mezclamos el mijo y las lentejas una vez cocidas.

• Ponemos el contenido de la cocción en cada plato con un molde cilíndrico untado con un poco de aceite de sésamo.

• Sacamos el molde y esparcimos las semillas de girasol y la hoja de menta cortada fina.

TRIGO SARRACENO INTEGRAL O ALFORFÓN

El trigo sarraceno es un pseudocereal, que junto al mijo, son los más yang y alcalinos. Para iniciarse con este pseudo-cereal es mejor hacerlo a través de la "pasta de soba" (capítulo "pasta integral") o bien mediante los "chapati" (capítulo "panes integrales").

Ingredientes para la cocción del trigo sarraceno:

1 taza de sarraceno

2 tazas de agua hirviendo

1/4 de cucharadita de sal de mar

3 cm de alga kombu

Preparación:

• Lavar y escurrir el sarraceno.

• Tostarlo durante 5 minutos aproximadamente, removiendo constantemente.

• Agregar la sal y el agua hirviendo. Tapar y cocinar a llama baja durante 25 minutos.

• Dejaremos reposar 10 minutos.

• Es una buena opción servirlo con nituké de cebolla o crema de cebolla (ver capítulo "verduras").

TRIGO SARRACENO CINCO ESPECIAS

Ingredientes:

1 taza de trigo sarraceno

2 tazas de agua

1 pizca de sal

Un poco de aceite de sésamo

Una pizca de hierbas "cinco especias"

Preparación:

• Tostamos el sarraceno en la cazuela hasta que esté un

poco dorado.

• Añadimos el agua, un chorrito de aceite de sésamo, un poquito de sal y un poquito de hierbas "cinco especias" (contiene cinco aromas: clavo + hinojo + pimienta negra + anís + canela).

• Cuando arranque a hervir bajaremos la intensidad del fuego, pondremos el difusor, taparemos y esperaremos 25 minutos.

• Cerraremos el fuego y esperaremos 10 minutos más, y ya podremos destapar.

HAMBURGUESITAS DE TRIGO SARRACENO

Esta receta es una continuación de cualquiera de las dos anteriores, en las que preparábamos el trigo sarraceno.

Ingredientes:

Trigo sarraceno cocido

Puré espeso de cebolla (ver capítulo "verduras")

Harina integral de espelta o de quinoa

Aceite de sésamo

Salsa bechamel (ver capítulo "salsas")

Una pizca de aceite de sésamo

Preparación:

• Mezclaremos el sarraceno con el puré espeso de cebolla.

• Formaremos unas pequeñas bolas con la mezcla y las aplastaremos para darles la forma de hamburguesa.

• Las rebozamos con un poco de harina integral de espelta.

• Ponemos una pizca de aceite en una sartén y dejamos que se doren por las dos caras.

• A continuación las bañamos en salsa bechamel o bien las rociamos con un poquito de salsa de soja tamari con un pulverizador.

QUINOA Y AMARANTO

La quinoa y el amaranto son pseudocereales que combinan muy bien, es aconsejable comerlos juntos. Destacan por su cantidad de proteínas.

Los Incas y los Aztecas los consideraban alimentos sagrados por sus grandes propiedades.

Actualmente la NASA los califica como los alimentos más adecuados para los viajes espaciales.

Ambos son alimentos antioxidantes, remineralizantes, con abundante fibra y adecuados para celíacos, diabéticos, para regímenes hipocalóricos e ideales para niños, adolescentes, ancianos y convalescientes.

Se emplean en la elaboración de sopas, cremas, ensaladas, salteados con verduras o legumbres, incluso en postres. Son cereales ideales para los meses de verano.

En cuanto al amaranto, siendo muy nutritivo, no podemos excedernos, por su contenido en oxalatos.

QUINOA

Ingredientes:

1 taza de quinoa

1/4 de hoja de alga kombu

2 tazas de agua hirviendo

Cocción de la Quinoa:

• Poner la quinoa en remojo durante 1 hora para que desprenda las saponinas de su corteza, ya que estas son tóxicas cuando hay en exceso.

• Lavar la quinoa en abundante agua y colarla mediante un colador fino.

• Secarla en una cazuela al fuego removiéndola durante 5 minutos para que quede suelta pero sin llegar a tostarse. Por cada unidad de quinoa necesitamos 2 de agua hirviendo. Tapar y cocer junto con el alga kombu a fuego lento durante 15 minutos.

PASTEL DE QUINOA

Ingredientes:

2 tazas de quinoa

4 tazas de agua

1/2 hoja de alga kombu

1 pellizco de sal

2 cebollas

Un poquito de aceite de sésamo

1/2 calabaza previamente cocida al horno

2 cucharadas soperas de gomasio

Preparación de las verduras:

• Cortamos las cebollas a medias lunas, bien finas.

• En una cazuela ponemos un poco de aceite y luego le echamos la cebolla a fuego medio. Cuando la cebolla esté transparente, le ponemos un poquito de sal y añadimos la calabaza cocida cortada a rectángulos pequeños y lo mezclamos todo.

• Dejamos que se hagan hasta que las verduras estén bien

cocidas.

Preparación de la quinoa:

• Remojamos la quinoa durante 1 hora y la lavamos con agua fría. La ponemos a hervir con el alga kombu y un poquito de sal. Primero a fuego fuerte durante 5 minutos y después ponemos el difusor y lo dejamos a fuego lento durante 30 minutos para que quede más blanda de lo usual.

• Ponemos un poco de aceite en un recipiente para ir al horno y seguidamente extenderemos en él la quinoa, después las verduras, y espolvoreamos el gomasio.

• Lo pondremos en el horno a 100°C durante 10 minutos y después usaremos el grill hasta que esté ligeramente dorado.

QUINOA CON PESTO DE SEMILLAS DE CALABAZA

Ingredientes:

1 cucharada sopera de albahaca fresca

2 dientes de ajo previamente macerado con tamari (opcional)

1/2 taza de semillas de calabaza tostadas

1/2 taza de aceite de sésamo

4 cucharadas soperas de aceite de sésamo

1 cucharada sopera de miso blanco

2 ciruelas umeboshi

Preparación:

• Se baten todos los ingredientes y se dejan reposar hasta que se cocine la quinoa.

• La preparación de la quinoa se realizará según se ha mostrado en la receta "Cocción de la quinoa".

• Para servir, se vierte el pesto sobre la quinoa al gusto.

QUINOA, AMARANTO Y CANIHUA CON CREMA DE ARROZ

Ingredientes:

200 gr de quinoa

100 gr de canihua

50 gr de amaranto

1/2 hoja de alga kombu

1 tetra brik pequeño de crema de arroz

60 gr de piñones tostados en casa

2 cebollas cortadas a daditos

200 gr de calabaza previamente cocida al horno a 100ºC

1/2 brócoli salteado (cortado a pequeñas flores con el tronquito incluido -cortado a láminas muy finas-)

Aceite de sésamo

2 cucharadas soperas de tamari

Unas hojas de menta

Sal marina

Preparación:

• Limpiar la quinoa, la canihua y el amaranto y hervirlos junto al alga kombu a fuego lento con el doble de agua durante 25 minutos.

• Saltear la cebolla con un poquito de aceite de sésamo hasta que esté transparente, luego salar y cocer durante 30 minutos a fuego bajo. Añadir un poco de agua si es necesario.

• Triturar la calabaza con la crema de arroz.

• Cocer al vapor o saltear el brócoli durante 5 minutos.

• Mezclar la quinoa, canihua y amaranto con la crema de calabaza, la cebolla y el tamari.

• Servir junto al brócoli y verter los piñones por encima de la mezcla. Adornar con unas hojas de menta troceadas.

COUS COUS DE QUINOA Y ESPELTA

El cous cous ya está precocinado.

Ingredientes:

1 taza de cous cous tamaño café por persona

2 tazas tamaño café de agua por persona, o en vez de agua, mejor caldo de verduras.

1 puñado de nueces troceadas y piñones

1 pizca de semillas de anís

Una pizca de sal marina

Una pizca de "cinco especias"

Una pizca de menta para la guarnición

Preparación:

• Se tuesta el cous cous junto con las semillas de anís y cuando esté ligeramente dorado se le añade un poco de aceite de sésamo, las nueces y piñones que ya habremos tostado en otro recipiente, sal y una pizca de las especias "cinco aromas".

• Hervimos a parte el agua o caldo, y lo vertemos al cous cous y esperamos a que vuelva a hervir durante 1 minuto. Después lo tapamos, apagamos el fuego dejándolo reposar durante 10 minutos.

• Ponemos el cous cous en un cuenco y lo ahuecamos con

un tenedor.

• Finalmente ponemos las hojas de menta cortadas finas como guarnición.

TEFF

El teff es un cereal sin gluten y de gran valor nutritivo originario de Etiopía, donde se cultiva desde hace más de 5000 años. Destaca por su contenido en calcio, hierro, zinc, magnesio, potasio y manganeso. También contiene más metionina y lisina que otros cereales, lo que lo convierte en el cereal ideal para combinar con legumbres, y así conseguir una proteína vegetal de gran valor alimenticio.

El teff posee un gran contenido en fibra, que estimula la flora intestinal, y sus carbohidratos son de liberación lenta, por lo que se considera que es un cereal ideal para deportistas de alto rendimiento. Está indicado para quienes padecen diabetes tipo II.

En cuanto a sus presentaciones, lo encontramos en grano, copos y harina. Con la harina podemos espesar y preparar las famosas "injera o inyera", un tipo de tortita que sirve de base para cualquier estofado, cocido, etc. Para preparar este tipo de tortitas es necesario 2 o 3 días, ya que la masa tendrá que reposar.

4. PASTA INTEGRAL

Consumiremos más cereales integrales sin procesar que pasta.

Comeremos pasta de 1 a 2 veces por semana según nuestra condición.

TALLARINES DE SOBA CON HIZIKI Y VERDURAS

La soba es harina de trigo sarraceno 100% integral.

Ingredientes para 3-4 personas:

1 paquete de 250 gr. de espaguetis soba

1 zanahoria cortada a tiras finas

1 brócoli pequeño cortado a flores

1 manojo de cebolla tierna

Una pizca de sal marina

3 cucharadas soperas de alga hiziki

3 cucharadas soperas de semillas de girasol tostadas y saladas como guarnición

Ingredientes para el aliño:

1/4 de vaso de agua

3 cucharadas soperas de tamari

1 cucharada sopera de aceite de sésamo tostado

1 cucharada sopera de ralladura de limón

1 cucharada sopera de jugo de jengibre (rallado y escurrido)

1 cucharada sopera de melaza de arroz.

Preparación:

• Cocer los espaguetis en abundante agua y una pizca de sal marina durante 7 minutos. Escurrir, reservando el líquido espeso de su cocción, que puede utilizarse para hacer sopas, purés o el té de sarraceno.

• Lavar los espaguetis en un colador con abundante agua fría para que queden sueltos.

• Lavar el alga hiziki y remojarla durante 15 minutos. Escurrirla y cortarla a trozos medianos. Hervirla primero durante 2-3 minutos y tirar el agua de esta ebullición. Cubrirla de agua nuevamente, tapar y hervirla durante 20 minutos. Apagar el fuego y añadir una cucharadita de salsa tamari.

• Saltear las verduras, primero la cebolla y después la

zanahoria y las flores de brócoli en nituké (ver capítulo "verduras").

• Preparar el aliño mezclando todos sus ingredientes.

• Calentar la pasta con un poco de agua en el fuego durante un par de minutos.

• Mezclar la pasta con las verduras, las algas, las semillas y el aliño. Decorar con las semillas de girasol.

TALLARINES DE SOBA AL HORNO CON VERDURAS Y BECHAMEL

Ingredientes:

250 gr de tallarines soba

2 cebollas cortadas finas

1 zanahoria cortada fina en diagonal

1/2 brócoli pequeño dividido en flores

Salsa bechamel (ver capítulo de salsas)

Un poquito de sal marina

Un poquito de aceite de sésamo

4 cucharadas soperas de gomasio

Preparación:

• Hervir la pasta durante 7 minutos, escurrir y lavar para

eliminar el líquido denso.

• Saltear la cebolla con una cucharada de aceite. Cuando esté transparente añadir un poquito de sal. A continuación añadir la zanahoria y pasados 5 minutos añadimos otro poquito de sal y el brócoli.

• Una vez cocidas las verduras las mezclamos con la bechamel.

• Colocamos la pasta en un recipiente para horno y echamos por encima la mezca de las verduras y las bechamel. Hornear a 100°C durante unos minutos hasta que se caliente y se dore.

• Servir con gomasio.

ESPAGUETIS DE ESPELTA 100% INTEGRAL AL PESTO

Ingredientes para 3-4 personas:

300 gr de espaguetis de espelta integral

Una pizca de sal marina

Ingredientes para la salsa pesto:

Albahaca fresca

Un poco de perejil

4 cucharadas soperas de aceite de sésamo

1/2 cucharada sopera de pasta de umeboshi

1 cucharada sopera de miso blanco

4 cucharadas soperas de polvo de almendras o de piñones tostados y triturados.

Un poco de agua según la consistencia deseada.

Guarnición: 2 cucharadas soperas de cebollino fresco picado.

Preparación:

• Cocer los espaguetis unos 7 minutos con abundante agua hirviendo y una pizca de sal marina. Lavar con agua fría y escurrir.

• Lavar el perejil y la albahaca, eliminando los tronquitos.

• Mezclar y triturar todos los ingredientes de la salsa hasta conseguir una crema añadiendo un poquito de agua.

• Calentar los espaguetis con un poco de agua de cocción. Mezclarlos con la salsa pesto y servirlos esparciendo el cebollino picado.

5. PANES

Hoy en día prácticamente todos los panes están elaborados con azúcar, que es un anti-alimento (más información en el libro "Alimentación, energía vital en el Cáncer").

En Macrobiótica, para hacer pan, cocas, tartas y pasteles nunca usaremos levadura porque es yin y contiene azúcar. El azúcar y el exceso de dulce (yin) desgastan la energía vital.

Para endulzar siempre es mejor la melaza (más yang) que el sirope (más yin). La melaza no se usará diariamente. El único endulzante que se puede tomar cada día es la estevia en hojas frescas para masticar o secas trituradas para infusiones. También, como edulcorante natural se recomienda el amazake de arroz. El amazake es un alimento fermentado de arroz de sabor dulce, se tiene que hervir con un poco de agua durante 2 o 3 minutos porque crudo resulta indigesto.

PAN SIN LEVADURA

Diferentes preparaciones

Para elaborar el pan sin levadura hay que tener en cuenta la información que nos da el estudio de Núria Aguilar, "Formas de mejorar la consistencia del pan sin levadura".

1. La horchata de chufa y la harina de chufa mejoran la masa, aumentando el volumen del pan. Esto es debido a que la chufa contiene del 23% al 31% de grasas saludables.

2. La harina de garbanzos tiene una gran capacidad emulsionante.

3. La harina de castaña, cuando se fermenta con agua, da lugar a levaduras naturales que mejoran la calidad del pan, la estructura de la miga y su volumen.

Conclusión:

1. La horchata y la harina de chufa, añadidas a otras harinas, nos pueden dar un pan de calidad.

2. La combinación de la harina de garbanzos y chufa pueden ser el emulgente y la grasa, en el pan sin levadura.

3. La masa madre de harina de castaña mejora las características del pan sin levadura.

Panes sin levadura

Las levaduras contienen azúcar, entre otros productos

químicos. El pan sin levadura tiene más sabor debido a los granos integrales que lo componen y también resulta más dulce al paladar.

Harinas:

Para hacer pan podemos utilizar las harinas recién molidas en casa.

Es aconsejable usar las harinas de cereales integrales sin gluten como de trigo sarraceno, mijo, maíz, arroz,... También podemos añadir las harinas de chufa, garbanzos, o de castañas, como se ha expuesto anteriormente.

Agua y masa:

La cantidad de agua no se puede precisar porque cada harina absorbe una cantidad distinta. Para determinar una consistencia adecuada, la masa tiene que tener una textura parecida a la del lóbulo de la oreja.

La masa estará lista cuando se desprenda fácilmente.

Sal:

La cantidad de sal depende de nuestro gusto. En general es 1/4 de cucharada de postre por taza de agua. Para niños se usa la mitad de sal (1/8 de cucharada de postre por taza de harina).

Moldes:

Los moldes se calientan unos minutos, después se pone

en su interior una capa de aceite antes de poner la masa (si previamente calentamos los moldes, se utiliza menos aceite porque se distribuye mejor).

Ingredientes aproximados:

3 tazas de harina integral

3/4 de cucharada de postre de sal marina

1 + 1/2 taza de agua

Preparación:

• Mezclar bien la harina y la sal. Añadir un poco de agua y amasar. Después un poco más y así hasta conseguir la masa deseada.

• Colocar la masa en el molde caliente y aceitado.

• Hornear a 100ºC durante 2 horas aproximadamente. Se prueba si está cocido presionando la parte superior (depende del tamaño y grosor).

• Extraerlo inmediatamente del molde y dejar enfriar antes de comerlo.

PAN DE TRIGO SARRACENO DULCE

Ingredientes:

250 gr de harina de trigo sarraceno

50 gr de harina de garbanzos

100 gr de harina de chufa

50 gr de harina de castañas

2 cucharadas de postre de sal

320 cc de agua

Preparación:

• Molemos todos los ingredientes para obtener las harinas recién molidas en casa.

• Mezclamos las harinas con la sal y vamos añadiendo el agua poco a poco mientras amasamos.

• Cuando la masa ya no se pegue en las manos, le damos la forma que deseemos y hacemos unos cortes con un cuchillo en diagonal en los dos sentidos.

• Ponemos la masa en el horno sobre un papel vegetal de horno o en un recipiente adecuado y pincelado con un poco de aceite de sésamo.

• Lo dejamos en el horno a 110°C durante 2 horas. Comprobamos, apretando por encima con los dedos o clavando un cuchillo, que el pan se ha cocinado. Si no es así, lo dejamos 15 minutos más o hasta que esté listo.

Esta receta también se puede preparar con harina de espelta o 1/2 espelta y 1/2 quinoa.

PAN DE MIJO DULCE CON MANZANA

Ingredientes:

250 gr de harina de mijo

250 gr de compota de manzana hecha en casa (ver receta del cap. "Entre comidas")

250 cc de agua

1 cucharada de postre de sal

Preparación:

• Añadimos la sal a la harina de mijo y lo mezclamos con la compota de manzana.

• Amasamos a medida que vamos añadiendo poco a poco el agua.

• Cuando la masa ya no se nos pegue a las manos, le damos forma y la introducimos en el horno a 110ªC durante 1 hora o hasta que esté listo.

Otras clases de pan sin levadura

• Se pueden hacer panes de 2, 3 o más harinas de cereales.

• También se pueden mezclar harinas crudas con cereales cocidos:

- 1 taza de harina de trigo sarraceno

- 1/2 taza de harina de maíz

- 3/4 taza de arroz integral cocido o de sarraceno cocido.

- 1 + 1/2 taza de agua

- No agregar más sal, ya que el cereal cocido ya lleva sal.

• Pan dulce: De vez en cuando, si queremos un pan más dulce, podemos agregar pasas de Corinto y para endulzar y hacer la masa menos densa, podemos añadir compota de manzana.

• Otra variante más gustosa se obtiene introduciendo en la masa nituké de cebolla y obtendremos un pan de cebolla.

PANECILLOS DE SEMILLAS

Ingredientes:

2 tazas de harina de maíz integral

1 taza de harina de arroz integral

1/6 taza de semillas de sésamo

1/6 taza de semillas de girasol

1/6 taza de semilas de calabaza

1 cucharada de postre de sal marina

1 + 1/4 taza de agua

Preparación:

• Mezclar los ingredientes. Amasar bien, estirar, cortar en trozos y darles forma de pequeños panecillos.

• Hornear a 100ºC durante 1 hora aproximadamente.

PAN DULCE OSHAWA

Para personas que no tengan intolerancia al gluten.

Ingredientes:

3 vasos de copos de avena

3 vasos de zumo de manzana hecho en casa

Compota de 6 manzanas hecha en casa

1/2 vaso de pasas de Corinto

Una pizca de canela en polvo

La ralladura de la piel de medio limón

Preparación:

• Mezclamos los copos con el zumo de manzana y las pasas y dejamos reposar durante 2 horas.

• Transcurrido el tiempo, mezclamos la compota, la canela y la ralladura de limón y lo incorporamos a la primera mezcla.

• En una bandeja de horno colocamos un trozo de papel vegetal para el horno, extendemos la masa y bajamos el horno a 100ºC. Cuando esté tostado por fuera, muy tierno por dentro y con una consistencia suficiente para que se pueda cortar, ya estará el pan listo.

CHAPATI

Ingredientes:

3 Tazas de harina de trigo sarraceno -alforfón- (también se puede hacer con harina de mijo)

1 Taza de gomasio

1 Taza de agua

No pondremos sal, porque el gomasio ya la contiene

Preparación:

• Se mezclan los ingredientes, haciendo una masa. Esta masa, cuando esté elástica, se parte en varios trozos y se les da forma cilíndrica del tamaño de un puro y se corta a rebanadas.

• Ponemos las rebanadas en una fuente y las introducimos en el horno a 110ºC. Las dejamos cocer unos 10 minutos por cada lado. Y, tras sacarlas del horno, se dejan enfriar.

• Los guardaremos en un bote de cristal con tapa, como

máximo 4 días.

6. VERDURAS

Las verduras nos aportan vitaminas y alcalinidad gracias a sus minerales y su gran cantidad de fibra. Sus fitoquímicos nos previenen del cáncer, entre otras muchas enfermedades.

Se recomienda el consumo diario de verduras de color amarillo – naranja como las zanahorias o las calabazas, y las de hoja verde como la col, coles de Bruselas, brócoli, coliflor.

Evitaremos las verduras solanáceas como los tomates, patatas, pimientos y berenjenas porque contienen solanina, un alcaloide tóxico que inhibe la absorción del calcio, y ácido oxálico, que produce oxalatos, y deriva en cálculos renales, dolores musculares, calambres, dolores articulares. Tampoco nos convienen los espárragos y espinacas, las acelgas, porque también contienen oxalatos y demasiado potasio. La proporción ideal de sodio – potasio es de 1 - 7.

En condiciones normales las verduras representan el 30% de la ingesta diaria.

Tipos de corte yin – yang en la cocina Macrobiótica

En la cocina Macrobiótica se pueden cortar las verduras de diferentes formas: láminas finas, láminas gruesas, láminas a rodajas, láminas diagonales, en medias lunas, cuartos de lunas, en virutas, en palillos, picadas, en daditos,...

En función del tipo de corte obtendremos una cocción más yang: corte en trocitos pequeños como los daditos, rodajas finas, el corte en palillos, virutas y picadas, porque el calor llega hasta la parte interna de la verdura.

Obtendremos una cocción más yin cuando se trata de corte de mayor tamaño, mayor grosor y con el corte en diagonal.

COCCIÓN AL VAPOR

Cuando la comida se prepara al vapor nunca se superan los 100°C, y aunque se destruyen las enzimas de la superfície de la comida, la humedad protege y conserva muchas de las enzimas del interior y nos permite prescindir, en la cocción, de aceites y grasas que dificultan la digestión. El principal rasgo distintivo entre alimentos vivo y muerto es la presencia de enzimas activas que se destruyen por el calor.

BRÓCOLI AL VAPOR

Ingredientes:

1 brócoli

Una pizca de sal marina

Aceite de sésamo

Preparación:

• Coceremos el brócoli entero con el tallo hacia abajo en una cazuela con 2 dedos de agua y una pizca de sal. El tallo hervirá pero el resto del brócoli se cocinará al vapor con la cazuela tapada como en la receta de la coliflor.

• No es necesario el comino ni el orégano, ya que el brócoli es mucho más digestivo.

BUÑUELOS DE BRÓCOLI

Ingredientes:

1 brócoli mediano

Un poquito de sal

Un chorrito de salsa de soja tamari

1 taza de harina de espelta integral

Almendra triturada (un 20% de la cantidad de harina)

Agua muy fría

Aceite de sésamo

Preparación:

• Escaldamos los trozos de brócoli unos pocos minutos o bien los cocemos al vapor ligeramente, hasta que estén al dente. Después los salamos con unas gotas de tamari antes de rebozarlos.

• Añadimos a la harina las almendras y un poquito de sal.

• Vamos poniendo chorritos de agua fría a la harina y la vamos amasando hasta llegar a la consistencia deseada para rebozar los trozos de brócoli.

• Freímos el brócoli en una sartén con el aceite de sésamo al que añadiremos un trocito de zanahoria o pan para que el aceite no se queme.

COLIFLOR AL VAPOR

Ingredientes:

1 coliflor

Un poquito de sal

Agua

Una pizca de comino

Una pizca de orégano

Una pizca de tamari

Una pizca de sal

Preparación:

• Colocar la coliflor con el tallo abajo, en una cazuela con 2 dedos de agua hirviendo con un poco de sal.

• Esperar que vuelva a hervir y tapar durante 7 minutos.

• La parte inferior, el tallo, hervirá, mientras que la superior se cocerá al vapor como en la anterior receta del brócoli.

• Dejaremos enfriar y cortaremos el extremo del tallo a rodajas. El resto lo dejaremos para cortar cada florecilla con su tallo.

• Una vez puesta la coliflor en una bandeja la aliñamos con aceite de sésamo tostado, una pizca de comino y el orégano triturados.

• La pulverizaremos con un poco de tamari y ya estará lista para servir.

COLIFLOR CON SALSA BECHAMEL

El kuzu hará esta receta mucho más digestiva.

Ingredientes:

1/2 coliflor

1 cebolla grande cortada a medias lunas muy finas

2 cucharadas soperas de harina de espelta 100% integral

2 vasos de bebida de avena

1 cucharada sopera de gomasio

1 pizca de sal

1 pizca de tamari

2 cucharadas soperas de kuzu

Preparación:

• Se corta la coliflor por la mitad desde el tronco hacia las florecillas y se vuelve a cortar por la mitad.

• Le cortamos el tallo en láminas finas y separamos las florecillas.

• Pondremos en la cazuela una cestita para la cocción al vapor y dentro de ella la coliflor y una pizca de sal. Después de iniciar el hervor esperamos 3 minutos aproximadamente y la sacamos cuando esté al dente.

• En una ollita a parte y con el agua de la cocción al vapor y un poco más si es necesario, prepararemos el kuzu (ver recetas cap. "Bebidas").

• Saltearemos la cebolla hasta que esté bien dorada, le añadiremos la harina y removeremos hasta que queden bien mezcladas.

• Añadiremos a la cebolla la bebida de avena, una pizca de sal y seguiremos removiendo durante 5 minutos.

• Verteremos el kuzu y volveremos a remover hasta que todos los ingredientes de la bechamel queden integrados.

• Pondremos la coliflor en un recipiente para el horno y verteremos la bechamel. Encenderemos el grill y la colocamos en la bandeja superior.

• Esperaremos a que se dore ligeramente.

• Servimos la coliflor rociándola con un poco de tamari y espolvoreándola con un poco de gomasio.

ROLLITOS DE COL RELLENOS DE SEITÁN DE ESPELTA

Ingredientes:

1 col lombarda de unos 800 gr.

2 cebollas rojas picadas a trocitos pequeños

Unos cuantos cebollinos

1 chirivía cortada fina

1 paquete de seitán de espelta

100 gr. de arroz integral cocido

1 ramita de romero

1 hoja de laurel

2 cucharadas soperas de hojas de menta picadas

1 cucharada de postre de tomillo seco

2 cucharadas soperas de aceite de sésamo

1 tetrabrik de crema de avena (escoger uno que no contenga el aceite de palma)

Una pizca de sal

Preparación:

• Cortar el tronco de la col lombarda y cocer las hojas más grandes y enteras al vapor con una pizca de sal durante 5 minutos aproximadamente.

• Saltear la cebolla y el seitán picado pequeño hasta que la cebolla esté transparente. Después añadir el caldo de la cocción de la col lombarda y dejar a fuego lento durante 20 minutos. A continuación añadir el arroz y remover.

• Coger las hojas de col de dos en dos, una sobre otra, las rellenamos y atamos con un cebollino como si fuera un paquete. El resto de hojas las cortamos a tiras.

• Salteamos los rollitos por las dos caras con un poquito de aceite y agregamos las tiras de col, la chirivía, el laurel, el tomillo y el romero.

• Añadimos un poco de agua o caldo de verduras, lo

cocemos tapado durante 10 minutos a fuego lento.

Después desatamos los cebollinos y añadimos la crema de avena.

• Los servimos con la menta esparcida por encima.

ROLLITOS DE COL RELLENOS CON TEMPEH

Ingredientes:

Las hojas más grandes de una col

Unos cuantos cebollinos

1 paquete de tempeh macerado con tamari cortado a láminas finas

Una pizca de orégano

4 setas shiitake cocidas y cortadas a láminas finas

Un poquito de tahín

Una pizca de aceite de sésamo

Una pizca de sal

Preparación:

• Cocemos las hojas de col al vapor con un poquito de sal y después quitamos parcialmente la parte central más dura de las hojas.

• En una sartén de acero inoxidable ponemos las láminas

finas de tempeh a fuego bajo hasta que se doren por las dos caras. No hace falta aceite porque el tempeh macerado contiene su propia grasa.

• Untamos con un poco de tahín las hojas de col por la parte interior y ponemos encima el tempeh y las setas.

• Hacemos varios rollitos con las hojas de col y las envolvemos con un cebollino al que le haremos un nudo.

• Salteamos los rollitos por las dos caras con una pizca de aceite de sésamo.

• Espolvoreamos el orégano por encima y ya los podremos servir.

COLES RELLENAS DE CEREAL, VERDURAS, SETAS Y SEITÁN AL HORNO

Ingredientes:

1 vaso de arroz integral tostado

1 vaso de trigo sarraceno tostado

Una pizca de canela en polvo

Una pizca de nuez moscada en polvo

Un chorrito de aceite de sésamo

2 cebollas grandes

1 trozo de seitán de espelta

1 col (usaremos sólo las hojas grandes, sin el tallo)

1 paquete de setas calabaza (Boletus) secas u otra seta cualquiera de temporada

4 vasos de agua

Preparación:

• Cocemos los dos cereales tostados añadiendo la canela y la nuez moscada en el agua hirviendo y en cazuelas separadas. Su cocción será de menos tiempo de lo habitual, en el caso del arroz integral, durante 35 minutos y lo dejaremos reposar 10 minutos; el trigo sarraceno lo coceremos durante 15 minutos y luego lo dejaremos reposar también durante 10 minutos.

• Hervimos el seitán durante 20 minutos y lo rallamos.

• Cortamos las cebollas a medias lunas, bien finas y las cocemos con un poco de aceite y sal en una sartén de acero inoxidable.

• Limpiamos y cortamos las setas.

• Cuando las cebollas estén cocidas le añadimos las setas con los cereales.

• Cortamos y desechamos el trozo más duro del tallo de las coles.

• Escaldamos las hojas de col de tres en tres, en agua hirviendo, durante 3 minutos.

• Rellenamos las hojas de col con las mezcla de cereales, verdura y seitán a modo de rollitos.

• Ponemos los rollitos en una bandeja al horno a 100°C durante media hora aproximadamente.

• Como guarnición pondremos encima de los rollitos semillas tostadas y saladas de sésamo, girasol o calabaza.

CANELONES DE COL CON WAKAME

Lo acompañaremos con un cereal integral como mijo o sarraceno.

Ingredientes para 2/3 personas:

2 puerros grandes

6 hojas de col para el relleno

3 setas shiitake remojadas durante 2 horas y cortadas a láminas

10 cm de alga wakame remojada 2 minutos y troceada

2 cucharadas soperas de nueces tostadas y troceadas

2 cucharadas soperas de piñones tostados

1/2 taza de semillas de girasol tostadas y trituradas

2 cucharadas soperas de tamari

Un chorrito de aceite de sésamo

1 ramita de perejil cortada fina

Ingredientes para la bechamel:

2 cebollas

1/4 de coliflor pequeña

2 hojas de laurel

3 cucharadas soperas de miso blanco

Leche de arroz

Una pizca de nuez moscada

Sal marina

Preparación:

• Hervir las hojas de col durante 10 minutos con abundante agua y una pizca de sal. Retirarlas y remojarlas en agua fría. Después extenderlas y secarlas.

Preparación del relleno:

•Calentar una cazuela y añadir el aceite de sésamo y los puerros. Los salteamos durante 5-7 minutos.

• Hervimos las setas durante 20 minutos. Añadimos el alga cuando falten 2 minutos.

• Añadimos a los puerros, las setas y las algas escurridas,

las nueces, los piñones, la salsa tamari y mezclamos bien.

• Agregamos el relleno a cada hoja de col. Enrollaremos y los colocaremos en una bandeja para horno previamente pincelada con un poco de aceite de sésamo.

Preparación de la bechamel:

• Una vez salteada la cebolla y cocida al vapor la coliflor con las hojas de laurel, las mezclaremos y las añadiremos al resto de los ingredientes.

• Sacamos las hojas de laurel y pasamos todo por la batidora.

• Vertemos la salsa sobre los canelones y espolvoreamos las semillas de girasol trituradas.

• Gratinaremos a 100ºC hasta que se obtenga un color dorado.

• Lo servimos con perejil picado.

SALTEADO DE COL VERDE CON TEMPEH, WAKAME Y PIÑONES

Ingredientes para 2 personas:

1/2 col verde cortada muy fina

2 cm de alga wakame remojada 2 minutos

3 barritas de tempeh macerado con tamari cortadas a

cubitos

1 cucharada sopera de jugo de jengibre recién rallado

2 cucharadas soperas de salsa de soja tamari

1 cucharada sopera de aceite de sésamo

Unas gotas de aceite de sésamo tostado

2 cucharadas soperas de piñones

Preparación:

• Lavar y tostar ligeramente los piñones.

• Calentar una sartén o cazuela grande y añadir el aceite de sésamo, la col y el tempeh. Saltear contínuamente a fuego medio-alto hasta que se reduzca su volumen (5 minutos aproximadamente).

• Añadir el alga wakame troceada y saltear 2 minutos más.

• Añadir el jugo de jengibre, el tamari, el sésamo tostado y remover.

• Como guarnición, poner los piñones tostados, y servir.

COLES DE BRUSELAS CON CASTAÑAS

Esta receta puede acompañar al pavo de Navidad.

Ingredientes:

800 gr. de coles de Bruselas

400 gr. de castañas cocidas al horno

1/4 cucharada de postre de sal marina

2 cucharadas soperas de aceite de sésamo

2 cucharadas soperas de melaza de arroz

Un poquito de nuez moscada en polvo

Preparación:

• Quitamos las hojas externas de las coles de Bruselas si no están frescas, cortamos el tronco y las lavamos.

• Ponemos un poco de aceite en un recipiente con tapa y salteamos las coles de Bruselas, primero a fuego medio y después las salamos y las dejamos a fuego lento y tapadas hasta que al pincharlas notemos su punto adecuado de cocción.

• Pelamos las castañas ya cocidas y las ponemos en otro recipiente.

• Diluimos la melaza de arroz con un poquito de agua y la añadimos a las castañas, dejándolas rehogar durante 10 minutos a fuego lento.

• Agregamos las coles de Bruseas a las castañas con el fuego mínimo, removemos y las condimentamos con la nuez moscada.

NISHIME

El Nishime es una forma de cocción yang de las verduras para depurar y aumentar la energía del organismo. Es un tipo de cocción adecuado para el invierno por ser una cocción larga. El Nishime consiste en hervir con muy poca agua trozos grandes de raíces y verduras redondas cortadas con el método rodado, que consiste en cortar la verdura en diagonal alternando la inclinación.

NISHIME DE CEBOLLA, ZANAHORIA Y BARDANA

Ingredientes:

3 cebollas medianas

2 zanahorias

3 bardanas

1 hoja de alga kombu

1 poquito de sal

Agua

Preparación:

• Poner el alga kombu troceada tapando el fondo de la olla y verter el agua hasta dos dedos de altura.

• Poner las verduras por orden de menos yang a más yang.

• Colocamos primero las cebollas cortadas a octavos y cada octavo por la mitad. A continuación ponemos las zanahorias y por último las bardanas. Tanto las zanahorias como las bardanas las habremos cortado previamente con el método rodado.

• Añadimos una pizca de sal y esperamos a que hierva.

• Tapamos, reducimos la llama al mínimo y dejamos cocer entre 20 y 30 minutos.

• Destapamos y cocinamos un par de minutos más para que se evapore el caldo de las verduras.

• Si vertemos en una fuente el contenido girando la olla rápidamente, con un soporte plano, como si diéramos la vuelta a una tortilla, nos quedarán las verduras por capas a modo de pastel de verduras.

• Variantes: También podemos preparar otros Nishimes, siempre con alga kombu acompañada de: nabo y col rizada; seta shiitake y daikon; cebolla y calabaza; zanahoria y chirivía, etc.

NITUKÉ:

Es una forma de cocinar las verduras con un poco de aceite, al vapor, ya que solo la primera capa de verduras estará en contacto con el fuego, de modo que el resto se cocinará al vapor y a menos temperatura. Las verduras se introducen en el recipiente por orden de cocción más larga.

NITUKÉ DE VERDURAS I

Ingredientes:

1 cebolla grandes o 2 medianas

1 chirivía

2 zanahorias

1 cucharada sopera de aceite de sésamo

2 cucharadas soperas de salsa de soja tamari

Preparación:

• Se calienta la cazuela vacía y después se le echa el aceite de sésamo para que se deslicen mejor las verduras.

• Primero ponemos la cebolla, cortada a dados de 2 cm aproximadamente, a fuego medio. Removemos y cuando la cebolla esté transparente le ponemos un poquito de salsa tamari, la tapamos y bajamos un poco el fuego. Lo dejamos 5 minutos vigilando que no se queme.

• Se corta la chirivía en trozos no muy finos y en diagonal. La añadiremos a la cebolla y la cocemos 5 minutos. Le pondremos salsa tamari.

• Cortaremos la zanahoria a trozos no muy finos en

diagonal y la añadiremos a la cazuela. La cocemos 5 minutos más y le añadimos el resto de la salsa tamari.

• Y ya estará listo el nituké.

NITUKÉ DE VERDURAS II

Ingredientes:

1 cebolla

1 puerro

1 nabo

1 zanahoria

1 calabacín

2 cucharadas soperas de aceite de sésamo

5 pizcas de sal

Preparación:

• Procedemos igual que el Nituké I.

• Ponemos el aceite en la cazuela y después la cebolla. Esperamos a que quede transparente y ponemos un poco de sal. Después la tapamos y esperamos 5 minutos.

• Mientras tanto hemos cortado el puerro en rodajas diagonales y lo añadimos a la cebolla. Esperamos 5 minutos más y salamos.

• Después añadiremos el nabo, a continuación la zanahoria y por último el calabacín. Todos ellos cortados a finas rodajas en diagonal.

• Y ya estará listo el nituké.

NITUKÉ DE ENDIVIAS AL HORNO III

Ingredientes:

6 endivias

Aceite de sésamo para untar la bandeja y para aliñar las endivias antes de introducirlas en el horno.

Salsa de soja tamari

Un poquito de agua

Papel vegetal de horno, que usaremos para tapar las endivias en caso de no tener un recipiente para el horno con tapa.

Preparación:

• Untar la bandeja con el aceite.

• Lavar las endivias y cortar su extremo para ir sacando las hojas.

• Colocar las hojas bien juntas en la bandeja, primero en una posición y después encima, perpendicular, con la anterior capa. En cada capa aliñaremos las endivias con acite y unas gotas de tamari.

• Pondremos un poquito de agua en la parte inferior de la bandeja.

• Tapamos y ponemos el horno a 100ºC durante 30 minutos o hasta que estén blandas.

CALABAZA AL HORNO

La forma más fácil de cocinar la calabaza es al horno.

Preparación:

• Lavamos la calabaza.

• La cortamos por la mitad. Si es una calabaza violín la cortaremos con un corte vertical. Si tiene forma de manzana, la cortaremos en horizontal.

• La introducimos en el horno a 100ºC, sin quitarle la piel ni las semillas, la aliñamos con un poquito de aceite y la salamos una pizca.

• Para comprobar si está cocida introducimos un tenedor en la pulpa. Si llega hasta la piel, entonces ya estará.

CALABAZA AL HORNO RELLENA

Ingredientes para 2-3 personas:

1 calabaza pequeña

3 cebollas grandes cortadas a medias lunas finas

2 zanahorias cortadas en rodajas finas

2 hojas de col rizada cortada fina

1 cucharada sopera de aceite de sésamo

Una pizca de sal marina

6 gambas medianas (opcional)

1 taza de crema de avena

Preparación:

• Introducir la calabaza en el horno a 100ºC. Previamente la habremos cortado por la mitad, vaciado de semillas y le habremos puesto una pizca de aceite y sal.

• Poner aceite en una cazuela y saltear como nituké la cebolla, la col y la zanahoria. Después añadimos las gambas y tapamos durante 3 minutos más de cocción.

• Cuando la calabaza esté casi cocida la rellenaremos con la verduras y la volvemos a introducir en el horno. Reservamos las gambas.

• Una vez que la calabaza esté blanda, la regamos con la crema de avena y encima ponemos las gambas.

• La dejamos un par de minutos más en el horno y ya podemos servirla.

PURÉ DE CALABAZA

Ingredientes para 4 personas:

1/2 calabaza mediana

3 cebollas medianas rojas

1 hoja de laurel

2 cucharadas de aceite de sésamo

Sal marina

4 cucharadas soperas de semillas de calabaza tostadas

Preparación:

• Cortar las cebollas finas a medias lunas y la calabaza con un corte horizontal.

• Ponemos la media calabaza, sin quitar las pepitas con una pizca de aceite y de sal, en el horno a una temperatura de 100ºC.

• Salteamos las cebollas con el aceite de sésamo durante 10 minutos y después añadimos 3 vasos de agua, las hojas de laurel y un poquito de sal. Tapamos y cocemos a fuego lento durante 20 minutos.

• Una vez cocida la calabaza (tenemos que poder clavar un tenedor en su pulpa), la pelaremos, retiraremos las semillas y la cortaremos en trocitos pequeños para añadirla a la cazuela con las cebollas.

• Añadimos más agua si es necesario.

• Retirar el laurel y hacer un puré.

• Serviremos el puré con perejil y las semillas de calabaza tostadas.

CREMA DE CALABAZA

Ingredientes:

400 gr. de calabaza ya asada al horno

1 tetrabrik pequeño de crema de arroz

2 cucharadas soperas de miso de arroz

Agua. La cantidad que pongamos hará más o menos espesa la crema.

Especias:

Una pizca de comino en polvo

Un trocito de raíz de jengibre fresco

Un trocito de raíz de cúrcuma

Una pizca de canela

Una pizcaa de pimienta negra

Semillas:

Una cucharadita de semillas de girasol, de semillas de calabaza y de semillas de sésamo previamente tostadas y saladas.

250 ml de caldo vegetal o agua.

Preparación:

• Pelamos la calabaza y la cortamos en cubitos. La ponemos en una cazuela al fuego y añadimos el agua. Esperaremos a que el agua hierva y apagamos el fuego.

• Añadimos las especias y removemos. También agregamos la crema de arroz y el miso, y trituramos hasta que quede una textura cremosa y espesa.

• La servimos con la ayuda de un molde individual cilíndrico y esparcimos por encima los tres tipos de semillas.

KIMPIRA:

Kimpira es un estilo de cocción de verduras que consiste en un salteado largo con aceite de sésamo, muy poca agua y, al finalizar, se les añade un poquito de tamari.

KIMPIRA DE BARDANA Y ZANAHORIA

La raíz de bardana (rábano negro) es muy yang, depurativa de la sangre, revitalizante y adecuada para el reuma. Se usa como antibiótico natural.

Ingredientes:

2 raíces de bardana cortadas oblicuas y finas (1mm de grosor) y después en tiras

2 zanahorias cortadas del mismo modo que la bardana

1 cucharada sopera de aceite de sésamo

1 cucharada sopera de jengibre rallado

1 cucharada sopera de tamari

Sal marina

Agua

Preparación:

• Poner la cazuela al fuego. Verter el aceite y cuando esté caliente echar primero la bardana para saltearla a fuego bajo con una pizca de sal.

• Cuando la bardana esté medio tierna, se añade la zanahoria, y el jengibre, un poquito de agua para que no se quemen y se tapa.

• Se deja cocer a fuego lento durante 10 minutos. Si ya están bien cocidas se apaga el fuego y se añade el tamari.

SALTEADO DE VERDURAS CON ALGA WAKAME

Ingredientes para 3 raciones:

2 puerros medianos cortados a láminas finas

2 nabos blancos cortados en láminas finas

3 calabacines cortados a rodajas no demasiado finas

1 tira de alga wakame remojada (2 minutos), escurrida y troceada.

Una pizca de sal marina

1 cucharada sopera de jugo de jengibre fresco

2 cucharadas soperas de salsa tamari

Un poquito de aceite de sésamo

2 cucharadas soperas de aceite de sésamo tostado

3 cucharadas soperas de semillas de girasol tostadas y saladas.

Preparación:

• Calentamos la sartén y añadimos unas gotas de aceite de sésamo. Salteamos los puerros con una pizca de sal marina durante 5 minutos.

• Añadimos los nabos, el calabacín y el alga wakame. Salteamos y removemos durante 7 minutos.

• Condimentamos con la salsa tamari, el jugo de jengibre y el aceite de sésamo tostado.

• Servimos con las semillas de girasol.

TEMPURA:

Tipo de cocción de las verduras que consiste en rebozarlas con una fina masa de harina para freírlas en aceite.

Para que la tempura quede crujiente pondremos previamente en la nevera la harina, las verduras y el agua.

El contenido de aceite en el recipiente para freír la tempura tendrá una altura de 7,5 cm de profundidad (el recipiente tendrá que ser bastante más alto).

TEMPURA DE VERDURAS I (para acompañar el cereal, la legumbre o el pescado)

Para hacer la tempura, tanto la harina como las verduras tienen que dejarse previamente en la nevera y hacer la mezcla con el agua bien fría justo antes de cocinarse. El aceite será de sésamo y cuando la tempura se vaya haciendo la pondremos sobre un papel absorbente para eliminar, en la medida de lo posible, el aceite. La serviremos caliente.

Ingredientes:

1 zanahoria

1 cebolla

1 calabacín

1 medida de harina de espelta integral

1 medida de agua

Una pizca de sal marina

Semillas de sésamo sin tostar

Aceite de sésamo (para freír)

Preparación:

• Se corta la verdura muy fina en diagonal y después se vuelve a cortar en tiras muy finas (juliana).

• Se mezclan las 3 verduras y se pone un poquito de sal.

• En un recipiente hondo ponemos el agua fría, la harina y las semillas de sésamo, y con las manos vamos amasando hasta obtener una textura ni muy espesa ni muy clara.

• Se mezcla esta masa con las verduras.

• Ponemos un recipiente con el aceite al fuego y cuando está caliente se echa un poco de la mezcla y no se remueve, esperamos hasta que nos parezca que un lado está un poco dorado y se le da la vuelta con una espumadera. Vamos sacando y vamos poniendo otro poco. Nos quedarán varios elementos compactos de tempura de verduras del tamaño de un plato de café o más pequeño, según nos guste.

TEMPURA DE VERDURAS II

Mezcla de harinas para hacer la tempura:

1/2 taza de harina integral de espelta

1/2 taza de harina de sarraceno, centeno o maíz

De 1 a 1 y 1/4 tazas de agua según el espesor que deseemos

1/2 cucharada de postre de sal marina

Para la tempura podemos utilizar las siguientes verduras: zanahorias, cebolla, cebolleta, coliflor, calabaza, raíz de puerro tierna, etc.

TEMPURA DE ENDIVIAS III para acompañar el pescado

Ingredientes:

6 endivias medianas

Pasta de tempura como en las recetas anteriores

Una pizca de sal

Aceite de sésamo

Un ramo de perejil

Preparación:

• Cortamos las endivias longitudinalmente en cuartos.

• Cocer al vapor las endivias con un poco de agua y sal

durante 5 minutos y las dejamos enfriar.

• Pasamos los cuartos de endivia por la pasta y los sumergimos en el aceite caliente hasta que estén dorados. Los sacamos del aceite y los ponemos sobre papel de cocina para quitar el exceso de grasa.

• Finalmente, verter el ramo de perejil lavado y secado dentro del aceite caliente para que quede crujiente y adornamos las endivias con trocitos de perejil.

ROLLITOS DE ENDIVIAS AL VAPOR

Ingredientes:

3 endivias

Zumo de 1/2 limón

Arroz integral cocido

2 cucharadas soperas de tahín

2 cucharadas soperas de mugi miso (miso de cebada)

Agua

Preparación:

• Deshojamos las endivias y las ponemos en una cazuela dentro de la cesta para la cocción al vapor. Añadimos 1 vaso de agua y el zumo de 1/2 limón. Tapamos.

• Cuando estén cocidas, pondremos una cucharada de postre de arroz encima de cada hoja y haremos el rollito de la punta de la hoja hacia la base de la hoja, y lo ataremos con un cebollino (si no tenemos, con un palillo).

• Colocaremos los rollitos en una bandeja para el horno y la introduciremos unos minutos a 100ºC para que se calienten.

• Mientras, mezclaremos el tahín y el miso con un poco de agua de la cocción al vapor como salsa.

• Sacaremos la bandeja del horno y vertemos la salsa por encima de los rollitos.

PATÉ DE CEBOLLA

Esta receta nos ayuda en caso de enfermedades pulmonares como la bronquitis. Se usa para acompañar arroz integral u otros cereales, verduras, sopas, legumbres, pescados, para hacer "cocas", pasteles, para rellenar "pitas", para untar el pan integral o las tortitas,...

Ingredientes:

10 cebollas

1 cucharada de aceite de sésamo

1/2 hoja de alga kombu

Sal marina integral

1 cm de canela en rama

Preparación:

• Pelar las cebollas y cortarlas muy finas en medias lunas.

• Saltearlas con aceite a fuego medio-alto durante 12-15 minutos.

• Añadir seguidamente el alga kombu y la canela.

• Tapar y cocer a fuego muy bajo durante 4 horas, removiendo de vez en cuando.

• Una vez transcurrido el tiempo quitaremos la tapa para que se evapore el líquido que queda y lo servimos tal cual, o bien lo haremos puré, según queramos.

• Se puede conservar en la nevera 3 o 4 días en un recipiente de cristal con tapa.

CALABACINES AL HORNO

Ingredientes para 4 personas:

4 calabacines cortados longitudinalmente

4 setas shiitake cocidas y cortadas a láminas muy finas

1+1/2 cucharada sopera de mugi miso

3 cucharadas soperas de tahín

1/2 cucharada sopera de albahaca seca o 1 cucharada sopera de albahaca fresca

1 cucharada sopera de zumo concentrado de manzana

2 cucharadas soperas de zumo de jengibre recién rallado

Preparación:

• Poner los calabacines partidos por la mitad dentro de una cazuela con un poco de agua y cocerlos tapados al vapor durante 5 minutos a fuego medio.

*Cuando cortemos los calabacines no cortaremos los extremos, no se desperdicia ni el cuello del calabacín ni la base.

• Desechamos las semilas de calabacín, rascando la pulpa.

• Mezclamos los demás ingredientes con un poco de agua caliente hasta obtener una consistencia cremosa.

• Poner esta mezcla encima de la pulpa de los calabacines y como guarnición las setas, y lo introducimos en el horno a 100ºC durante 10 minutos o más. Pinchamos con un tenedor para comprobar si están cocidos.

• Apagamos el horno y dejamos reposar unos instantes y ya estará listo para servir.

GUISO PRIMAVERAL DE VERDURAS

Ingredientes para 2 personas:

2 cebollas tiernas

2 zanahorias

4 cucharadas soperas de cebollino cortado

150 gr de tempeh macerado con tamari

2 setas shiitake

1 ciruela umeboshi troceada

1 cucharada sopera de miso blanco o shiro miso

1 hoja de alga kombu

Eneldo fresco o albahaca fresca

Preparación:

• Poner el alga cortada a trozos en la base de la cazuela, encima la cebolla cortada a medias lunas finas, después las setas cortadas a láminas, la zanahoria cortada en rodajas finas, después el tempeh cortado en láminas y por último el eneldo o albahaca.

• Primero se pone el fuego fuerte un par de minutos y después se baja a fuego lento y con el difusor durante 20 minutos.

• Añadir, con el fuego apagado, el shiro miso diluido en un

poquito de agua y la ciruela umeboshi a trocitos.

Esperamos a que se caliente y servimos.

7.- ENSALADAS

En la macrobiótica las ensaladas están presentes en poca cantidad, nunca tomaremos un bol de ensalada sino que las pondremos como guarnición para acompañar cereales, legumbres, pescados,... En invierno no comemos ensaladas crudas, porque nos enfrían. En primavera, podemos prepararla con algún ingrediente crudo o escaldado o prensado. Y en verano podemos emplear más ingredientes crudos. Si queremos yanguizar las ensaladas, pondremos un pellizco de brotes porque son muy yang.

ENSALADA TABULÉ DE QUINOA

Ingredientes:

300 gr de quinoa (1 medida)

2 medidas de agua

Menta fresca troceada

Perejil fresco picado

2 cebolletas

2 zanahorias

Zumo de 1 limón

Aceite de sésamo tostado

Una pizca de sal

Preparación:

• Poner la quinoa en remojo durante 1 hora para que desprenda las saponinas de su corteza, ya que estas son tóxicas cuando hay exceso.

• Lavar la quinoa en abundante agua y colarla mediante un colador fino.

• Secarla en una cazuela removiéndola durante 5 minutos para que quede suelta pero sin llegar a tostarse. Añadir el doble de agua que de quinoa, tapar y cocer a fuego lento durante 15 minutos. Dejarla enfriar.

• Condimentar la quinoa con aceite, sal, el zumo de limón, los trozitos de menta y perejil.

• Añadir las cebolletas cortadas finas (su parte blanca y su parte verde) y las zanahorias cortadas en finas tiras. Remover.

• Dejar enfriar a temperatura ambiente y servirla.

ENSALADA DE ESPIRALES TRICOLOR de harina integral de escanda (espelta primitiva) o de espelta integral

Ingredientes (para 3 personas):

1 paquete de espirales

4 barritas de tempeh maceradas con tamari

1 endivia cortada a trozos

1/2 escarola cortada a trocitos

1 calabacín cortado a cubos pequeños

3 cucharadas soperas de olivas negras arrugadas cortadas a trocitos.

Sal marina

Perejil cortado fino

Preparación:

• Cortar cada barrita de tempeh en 3 láminas finas longitudinalmente y cocerlas a la plancha hasta que estén doradas por los dos lados. Luego cortarlas en trozos pequeños.

• Escaldar el calabacín un par de minutos y escurrirlo.

• Hervir la pasta con abundante agua y una pizca de sal durante 7 minutos aproximadamente. Colar, refrescar con agua fría y escurrir.

• Mezclar todos los ingredientes y decorar con perejil.

• Preparar el aliño "para ensaladas" (ver capítulo de salsas) y servirlo a parte para que cada persona se lo prepare a su gusto.

ENSALADA DE PASTA CON SETAS (receta para otoño)

Ingredientes para 4 personas:

250 gr de lacitos de espelta integral

1/2 escarola

1/2 cebolleta

2 setas shiitake

1/4 paquete de ceps (boletus) secos

Aceitunas negras arrugadas

Para la vinagreta:

Una pizca de orégano

1 cucharada sopera de tamari

3 cucharadas soperas de aceite de sésamo

1 cucharada sopera de aceite de sésamo tostado

1 cucharada sopera de vinagre de arroz o de umeboshi o el zumo de medio limón.

• Mezclamos todos los ingredientes.

Preparación:

• Lavamos y cortamos la escarola a trozos pequeños.

• Ponemos en remojo, con un poco de agua, las setas shiitake para que se hidraten durante 2 horas, y los boletus durante 20 minutos. Cortamos las setas shiitake en láminas finas, desechando los troncos y las hervimos 20 minutos. Cuando falten 5 minutos de cocción, añadimos los ceps.

• Hervimos las pasta con abundante agua y un poco de sal marina durante 7 minutos (cuando arranque el hervor, bajar al fuego a medio-bajo).

• Transcurridos los 7 minutos, lavamos la pasta con agua fría y la escurrimos.

• Mezclamos todos los ingredientes.

• Pondremos la cebolleta cortada fina y salteada con un poco de aceite como guarnición y lo aliñaremos todo con la vinagreta.

ENSALADA DE LENTEJAS

Ingredientes:

1/2 bulbo de hinojo (usar las hojas tiernas internas -el resto mejor emplearlo salteado con otras verduras-)

2 cebolletas

2 zanahorias

Albahaca fresca

Perejil fresco

Zumo de 1 limón

Una pizca de sal

1 taza de lentejas cocidas en casa

4 cucharadas soperas de aceite de sésamo tostado

Preparación:

• Cortar las cebolletas y las hojas de hinojo en rodajas muy finas. Rallar las zanahorias. Verter el limón en ellas y añadir la albahaca y el perejil cortado fino, y poner una pizca de sal.

• Mezclar las cebolletas y las zanahorias con las lentejas y dejarlas reposar.

• Transcurrido un tiempo, mezclar todos los ingredientes y aliñarlos con el aceite de sésamo tostado.

ENSALADA DE ESCAROLA

Ingredientes:

1/2 escarola

3 cucharadas de semillas de girasol tostadas y saladas

1 zanahoria rallada

1 puerro (la parte verde cortada fina)

4 hojas de menta recién picada

Unas gotas de limón

Aceite de sésamo

Una pizca de tamari pulverizado

Preparación:

• Lavamos el puerro y lo cortamos a finas láminas.

• Cortamos el tronco de la escarola y después la dividimos en 2 partes. Lavamos las hojas verdes externas de la escarola y las escaldamos junto con el puerro. Lo dejaremos enfriar. Cortamos a mano la escarola blanca en trocitos de 3 a 4 cm.

• Mezclamos la escarola, las hojas verdes y las blancas, la zanahoria, el puerro y las semillas.

• Aliñamos con el aceite y las gotitas de limón.

• Ponemos por encima las hojas de menta picadas.

ENSALADA VARIADA (para acompañar cereales, legumbres o pescado)

Ingredientes:

1/2 escarola

2 endivias

2 zanahorias medianas

1/2 manojo de rabanitos

1/2 brócoli pequeño

1 puerro

2 cucharadas soperas de aceitunas negras arrugadas

2 cucharadas soperas de piñones tostados

2 cucharadas soperas de nueces tostadas

4 cucharadas soperas de aceite de sésamo

Vinagre de umeboshi o vinagre de arroz o zumo de 1/2 limón.

1 cucharada sopera de tamari

Preparación:

• Cocemos al vapor el brócoli con el puerro hasta que estén al dente.

• Lavamos y cortamos la escarola, las endivias y los rabanitos.

• Rallamos la zanahoria.

• Mezclamos todos los ingredientes y añadimos la vinagreta con los tres últimos ingredientes pasados por la batidora o mezcladas con el batidor manual.

ENSALADA DE VERDURAS MULTICOLOR CON TAHÍN

Ingredientes para 2-3 personas:

2 calabacines cortados a rodajas finas

2 zanahorias cortadas a tiras finas

1/2 brócoli cortado a ramos

1/2 manojo de rabanitos cortados por la mitad

5 hojas de albahaca fresca

5 nueces tostadas en la sartén, sin aceite y troceadas

Vinagre de umeboshi o 1 chorrito de zumo de limón

Ingredientes para el aliño:

2 cucharadas soperas de tahín

4 cucharadas soperas de agua hirviendo

1 cucharada sopera de ralladura de naranja

1 cucharada sopera de miso blanco

1 cucharada sopera de chucrut

 1 cucharadas soperas de jugo concentrado de manzana

Preparación:

• Cocer al vapor la zanahoria, el calabacín y el brócoli

durante 3 minutos. Retirar y remojar durante unos instantes en agua muy fría para que conserven su color.

• Cocer al vapor en el mismo recipiente los rabanitos durante 2 minutos. Retirarlos y añadir el chorrito de zumo de limón inmediatamente para preservar su color rosado.

• Mezclar las 3 verduras y verter encima de ellas la emulsión de todos los ingredientes del aliño (rectificarlo con agua según la consistencia deseada).

• Decorar con la albahaca.

ENSALADA PRENSADA

Se recomienda a finales de primavera y en verano. Es depurativa y sustituye a los pickles o encurtidos. Necesitaremos un prensador, que puede comprarse en tiendas bio.

ENSALADA PRENSADA DE ZANAHORIAS

Ingredientes:

3 zanahorias

1 cucharada de piel de limón rallado

2 cucharadas de pasta de umeboshi

Preparación:

136

• Se corta la zanahoria a palitos.

• Se amasan con las manos durante 3 minutos las zanahorias con la pasta de umeboshi y la piel de limón, y se ponen en una prensadora de ensaladas durante 2 horas.

ENSALADA PRENSADA DE RABANITOS

Ingredientes:

1 manojo de rabanitos

2 cucharadas soperas de zumo de limón

1 cucharada sopera de miso blanco o shiro miso

5 cucharadas de postre de sésamo negro

Una pizca de sal marina

Agua

Preparación:

• Se retiran las hojas de los rabanitos, se lavan y se parten en vertical por la mitad. A continuación se cuecen al vapor durante 2 minutos.

• Lavamos las semillas de sésamo negro, las tostamos y añadimos un poco de sal.

• Cuando los rabanitos estén fríos, los ponemos en un bol

y añadimos el miso disuelto en el zumo de limón y amasamos durante unos minutos.

• Para finalizar, espolvorearemos el sésamo negro y lo introducimos en una prensadora durante 4 horas.

8. ALGAS

Las algas son ricas en proteínas, vitaminas, oligoelementos y fibras. Son importantes como depurativas de tóxicos, de mucosidades, de grasas, de metales pesados, de radioactividad, y son muy alcalinizantes. Aportan oxígeno. Fortalecen la sangre, el corazón y el sistema circulatorio. Tienen una acción antibacteriana, son anti-virales y antifúngicas. También aportan elasticidad a los vasos sanguíneos y a los tejidos corporales. Poseen fitoquímicos anticancerígenos.

Se comen diariamente pero en pocas cantidades (1 cucharada sopera por persona y comida).

Representan el 10% de la ingesta diaria, en condiciones normales.

Remojo de las algas

Para el remojo de las algas se utiliza siempre agua fría.

Tiempo de remojo de las algas más utilizadas en la macrobiótica:

Kombu: no necesita remojo.

Wakame: 2 minutos de remojo, escurrir y cortar.

Arame: 5 minutos de remojo, escurrir y cortar.

Hiziki: 15 minutos, escurrir y cortar.

Nori: no necesita remojo.

Dulse: solo necesita lavarse, no es necesaria remojarla.

Tiempo de cocción de las algas

Kombu: El alga kombu gallega necesita 30 minutos de cocción. La kombu japonesa necesita de 45 minutos a 1 hora.

Realizaremos la cocción de las legumbres y los cereales siempre con el alga kombu, ya que sirve para ablandarlos y así acortar el tiempo de cocción. Además de aportar muchos minerales e incrementar el sabor, aporta digestibilidad al plato.

Wakame: Se puede comer cruda después del remojo, pero se aconseja hervirla de 1 a 2 minutos.

El alga wakame tiene un sabor suave que se adapta muy bien al paladar occidental. Se usa, entre otros platos, para elaborar la sopa de miso.

Arame: 20 minutos de cocción.

Hiziki: 20 minutos de cocción.

Nori: Se tuesta durante 5 o 10 segundos por la cara rugosa cerca de una llama, hasta obtener un cambio de color, desde verde más oscuro hasta más claro. Si la queremos utilizar para preparar un puré, habrá que hervirla de 5 a 8 minutos.

Dulse: No necesita cocción.

Mineral que destaca en cada alga (por 100 gr. de materia seca)

Kombu: potasio (K): 1950 – 5000

Wakame: calcio, magnesio y sodio: (Ca) 323-840, (Mg) 810, (Na) 3300

Arame: calcio y yodo: (Ca) 1150, (I) 300

Hiziki: calcio: (Ca) 1400

Nori: Fósforo: (P) 324 – 510

Dulse: hierro y yodo: (Fe) 150, (I) 150

ALGA KOMBU

Es un alga marrón usada para caldo y para la cocción de cereales y legumbres. Ayuda en todo el proceso digestivo. Es antiinflamatoria, acorta la cocción de los cereales y de las legumbres, es diurética, aumenta el metabolismo basal, es anticelulítica, carminativa y aporta hierro, calcio y potasio.

CALDO DE KOMBU "DASHI"

Dashi es un caldo sabroso que la cocina japonesa usa de base para sopas y potajes.

Ingredientes:

1 hoja de kombu

1 litro de agua

Preparación:

• Limpiar ligeramente el alga kombu con un trapo húmedo para sacarle el polvillo blanco de sales. Introducirlo en el litro de agua fría y cocerlo a fuego lento a 60°- 65°C durante 1 hora.

ALGA WAKAME

Alga que nos ayuda por su aporte en calcio y magnesio. Se usa principalmente para la preparación de la sopa de miso.

ALGA ARAME

Es una alga que combina bien con las verduras y las legumbres. Combate la hipertensión, el endurecimiento de las arterias y se usa para los trastornos de los órganos reproductores femeninos.

ALGA ARAME CON SEMILLAS DE GIRASOL

Ingredientes:

1/2 sobre de alga arame

Una pizca de aceite de sésamo

Un puñado de semillas de girasol tostadas, saladas y trituradas

Agua

2 cucharadas soperas de salsa de soja tamari

Preparación:

• Se lava el alga bajo el grifo con agua fría y se pone en remojo durante 5 minutos.

• Se tira el agua del remojo.

• Se pone una pizca de aceite en la cazuela y se echa el alga. Tapamos y la cocemos a fuego bajo durante 3 minutos.

• Transcurrido el tiempo se echa agua hasta cubrir el alga y subimos a fuego medio durante aproximadamente 20 minutos.

• Cuando se haya bebido el agua se apaga el fuego, se añade la salsa de soja y se remueve.

• Finalmente se sirve en un recipiente y como guarnición espolvoreamos las semillas de girasol.

ALGA HIZIKI

Alga oscura rica en calcio y hierro. Es el alga de la belleza porque mejora la calidad del cabello. Ideal para la diabetes, la astenia, anemia y el postparto.

Combina bien con la seta shiitake para acompañar cereales, verduras y legumbres.

Ingredientes para la cocción de la hiziki:

1/4 de taza de alga hiziki

Agua para cubrirla

2 cucharadas de postre de aceite de sésamo

1 cucharada sopera de tamari

Preparación:

• Lavar el alga.

• Cubrirla con agua y dejarla en remojo durante 15 minutos.

• Colarla.

• Saltear el alga en aceite a fuego medio durante 5 minutos. Cubrirla con agua y cocinarla sin tapar durante 20 minutos.

• Cuando se haya absorbido el agua, añadiremos el tamari y removeremos.

• Servir una cucharada sopera por persona.

ALGA HIZIKI CON SETA SHIITAKE

Ingredientes para 4 personas:

1+1/3 de taza de alga hiziki

4 setas shiitake

4 rebanadas finas de jengibre

Agua

1 cucharada sopera de tamari

Preparación:

• Pondremos por separado las setas en remojo durante 2 horas, y el alga durante 15 minutos.

• No utilizaremos el agua de remojo del alga, pero sí el de

las setas.

• Cortaremos y retiraremos el tronco (la parte más dura) de las setas y las cortaremos en láminas.

• Juntaremos los 3 ingredientes y añadiremos un poco más de agua hasta cubrir el alga.

• Coceremos los 3 ingredientes hasta casi la evaporación del agua (unos 20 minutos).

• Añadiremos la cucharada de tamari y removeremos.

Esta receta nos servirá como ingrediente para sopas, cereales, verduras, legumbres, ensaladas,...

ALGA NORI

Alga roja. Se vende en hojas y se usa para acompañar las semillas y para envolver el arroz en el sushi.

9. PROTEÍNA VEGETAL: LEGUMBRES, TEMPEH Y SEITÁN.

En condiciones normales la proteína representa el 15% de la ingesta diaria.

Las azukis y las lentejas no necesitan remojo, mientras que las otras legumbres sí. Primero las lavaremos y después las pondremos en remojo. Guardaremos el agua de remojo para la cocción porque contiene enzimas necesarias para digerirlas. No pondremos sal en ninguna legumbre antes de que estén cocidas.

Para la cocción de las legumbres partiremos siempre de agua fría.

Las legumbres son ricas en lisina y deficitarias en metionina, al contrario de algunos cereales, por eso se complementan. Dan lugar a una proteína completa. Sin embargo, los pseudo-cereales: trigo sarraceno, quinoa, amaranto y canihua contienen todos los aminoácidos esenciales.

Las legumbres comparten forma y naturaleza con los riñones. En las culturas milenarias se usan las legumbres, especialmente el azuki, para fortalecer la función de estos órganos.

Las legumbres, además de aminoácidos, son ricas en triptófano, inductor de neurotransmisores, como la serotonina y la melatonina.

No tomaremos la soja como legumbre ni tofu por ser indigestos, pero sí soja fermentada como el miso, el tempeh y la salsa de soja tamari -sin gluten-.

Cuando cocinemos legumbres, no hay que poner sal al principio de su cocción. Cuando ya estén blandas, añadiremos sal o tamari.

Cuando faltes 5 minutos de cocción, añadiremos 1 cucharada de postre de comino y de orégano triturados, exceptuando las azukis, que son mucho más digestivas.

AZUKIS

Las azukis favorecen el desarrollo de la flora intestinal. Son digestivas, protegen el corazón y estimulan el funcionamiento del riñón, regulan el azúcar en sangre. Se aconsejan durante el embarazo por su riqueza en minerales. Además tienen la capacidad de estimular la producción de leche materna.

ESTOFADO DE AZUKIS CON ROMERO

Ingredientes:

1 taza de azukis limpios y escurridos

1 tira de alga kombu

2 cebollas cortadas a medias lunas bien finas

1/2 calabaza ya cocinada al horno, pelada y cortada a trozos de 2 cm

2 ramitas de romero fresco

2 cucharadas soperas de aceite de sésamo

Una pizca de sal

Tamari

Agua

Un poco de cebollino picado para la guarnición

Las azukis se comen caldosas, por lo que las cocinaremos con más agua que las demás legumbres.

Preparación:

• En una cazuela salteamos las cebollas en un poco de aceite de sésamo durante 10 minutos o hasta que estén transparentes.

• Añadimos a la cebolla las azukis, el alga kombu, la calabaza y el romero.

• Ponemos agua fría sobrepasando el contenido de los ingredientes porque tiene que quedar un estofado caldoso.

• Lo llevamos a ebullición y retiramos la espuma de las azukis.

• Tapamos y cocemos a fuego lento, hasta que las azukis estén blandas. Aproximadamente 1 hora y media.

• Apagamos el fuego y añadimos un poco de tamari. Removemos y dejamos reposar 10 minutos.

• Servimos con los cebollinos picados.

LENTEJAS:

Después de la soja, las lentejas son las legumbres que contienen más cantidad de proteína. Se recomiendan para la diabetes, porque una vez cocidas sólo contienen un 20% de hidratos de carbono.

Aconsejo las lentejas du Puy porque son más pequeñas, más yang, y contienen más minerales.

LENTEJAS PEQUEÑAS TIPO DU PUY

Las lentejas no necesitan remojo.

Ingredientes:

1 taza de lentejas

1/4 tira de kombu

1/2 cebolla mediana cortada a dados

1 zanahoria pequeña cortada a trozos gruesos

1 hoja de laurel y tomillo

Un pellizco de comino y de orégano triturados para el final de la cocción

Ingredientes para el aliño (opcional):

1 cucharada de miso de cebada (mugi miso) no pasteurizado

Aceite de sésamo

Sal marina completa

Ingredientes para la guarnición:

Unas hojas de menta cortadas finas o cebollino cortado pequeño.

Preparación:

• Poner en la cazuela las lentejas lavadas, el alga kombu, la zanahoria, la cebolla y el tomillo. Añadir agua fría hasta que cubra el volumen de los ingredientes.

• Llevar a ebullición, tapar y cocer a fuego lento durante 40 minutos o hasta que estén blandas.

• Añadir un pellizco de sal, un pellizco de comino y de

orégano 5 minutos antes de apagar el fuego para hacerlas más digestivas.

• Diluir el miso con un poco del jugo de la cocción y añadirlo a las lentejas removiendo.

• Servir con la guarnición por encima de las lentejas.

HAMBURGUESA DE LENTEJAS CON MIJO

Estas hamburguesas también se pueden hacer sustituyendo el mijo por arroz integral.

Ingredientes:

250 gr. de lentejas du puy cocidas

250 gr. de mijo cocido

1 zanahoria

2 cebollas

Un puñado de perejil picado

Un trocito de jengibre triturado

2 cucharadas de sésamo tostado o 2 cucharadas de tahín

1/2 cucharada sopera de miso de cebada

Un poco de tamari

1 cucharada sopera de pasta de umeboshi

100 gr. de hiziki cocida cortada a trocitos pequeños

3 cucharadas de aceite de sésamo

Preparación:

• Cortar la zanahoria y la cebolla a daditos.

• Con el aceite de sésamo saltear primero la cebolla y cuando esté transparente, salar y añadir la zanahoria.

• Una vez finalizado el salteado de las 2 verduras lo mezclamos con el miso, la pasta de umeboshi, el sésamo, el mijo y las lentejas trituradas. Todo bien removido. Rectificar con tamari.

• Hacer hamburgesas con la ayuda de un aro de acero inoxidable y dejarlas enfriar en la nevera para que no se rompan al dorarlas.

• Calentar un poco de aceite de sésamo y dorar las hamburguesas por las dos caras.

• Servirlas con el perejil por encima.

• Se acompañarán con algún nituké de verduras como por ejemplo el de cebolletas.

ALUBIAS

Las alubias son unas legumbres muy energéticas y con muy pocas grasas. Favorecen la eliminación del colesterol, y se recomiendan en la diabetes.

POTAJE DE CALABAZA Y ALUBIAS

Ingredientes:

1 cebolla roja grande

2 zanahorias medianas

1/2 hoja de alga kombu

1 hoja de laurel

Un pellizco de comino y de orégano triturados para el final de la cocción

Una pizca de perejil picado

1 cucharada sopera de miso de cebada o de arroz

200 gr. de alubias blancas lavadas y remojadas la noche anterior. Usaremos el agua de remojo en la cocción porque contiene enzimas necesarias para la digestión.

3 medidas de agua por medida de alubias

300 gr. de calabaza

2 cucharadas soperas de aceite de sésamo

2 cucharadas soperas de semillas de calabaza tostadas y saladas

Una pizca de sal

Preparación:

• Lavamos las alubias y las dejamos en remojo la noche

anterior.

• Ponemos las alubias con el agua de remojo y algo más para llegar a las 3 medidas de agua por medida de alubias en una olla a fuego fuerte. Cuando hierva, espumamos y añadimos el alga Kombu.

• Mientras cocemos las alubias lavamos la calabaza, la cortamos por la mitad, le ponemos unas gotitas de aceite y sal y la introducimos en el horno a 100°C. Cuando ya está cocida, la pelamos y troceamos a trocitos pequeños.

• En una cazuela calentamos el aceite e introducimos la cebolla cortada muy fina a medias lunas. Removemos y cuando esté transparente le añadimos una pizca de sal y la zanahoria cortada a láminas finas. Dejamos cocer a fuego medio durante 5 minutos y añadimos la hoja de laurel.

• Cuando las alubias ya están cocinadas, le añadimos las verduras.

• Ponemos agua para cubrir todos los ingredientes, tapamos y dejamos cocer durante 15 minutos. Añadimos el comino y el orégano 5 minutos antes de apagar el fuego.

• Añadimos la cucharada de miso y removemos bien.

• Servimos el potaje con el perejil por encima.

GARBANZOS

Los garbanzos son muy recomendables en la fibromialgia y el reuma, ya que son reforzantes del hígado. Favorecen la eliminación del colesterol. Contienen triptófano.

El garbanzo es más digestivo si lo tostamos antes de su cocción, porque se yanguiza.

HUMMUS (paté de garbanzos)

Ingredientes:

1 + 1/2 taza de garbanzos crudos.

1 cebolla

1 hoja de alga kombu

1 hoja de laurel

1 cucharada de salsa de soja tamari

2 cucharadas soperas de TAHIN (puré de sésamo)

2 cucharadas soperas de aceite de sésamo

1 diente de ajo previamente macerado en tamari durante 1 mes (opcional)

1 cucharada de pasta de umeboshi o 2 ciruelas umeboshi.

Preparación:

• Lavar los garbanzos y dejarlos en remojo la noche

anterior.

• Usaremos el agua de remojo en la cocción de los garbanzos porque contiene enzimas necesarias para su digestión.

• Tostar los garbanzos hasta que cambien su color.

• Primero se hierven los garbanzos solos para poderlos espumar cuando empiezan a hervir. Después se añade el alga kombu, la cebolla troceada y la hoja de laurel, pero no ponemos sal. Cuando ya están bien cocidos se les añade una cucharada de tamari, 2 cucharadas de tahín, 2 cucharadas de aceite de sésamo, las 2 ciruelas umeboshi y 1 diente de ajo (opcional).

• Sacamos el alga kombu para utilizarla en otra cocción y la hoja de laurel y trituramos todos los ingredientes. Si es necesario añadimos un poco de agua hasta conseguir la consistencia deseada.

• Se puede adornar el puré con piñones, previamente lavados y tostados a fuego lento en una sartén de acero inoxidable o cazuela del mismo material.

Podemos hacer esta misma receta sustituyendo los garbanzos por lentejas o azukis.

TEMPEH DE SOJA

Se comercializa o bien natural o bien macerado con tamari. Os recomiendo este último por ser más yang y más gustoso. Se aconseja hervirlo durante 20 minutos con un poco de agua y un trozo de alga kombu como todas las legumbres y después se puede cocinar como se quiera. Podemos hacerlo a la plancha, como estofado, etc.

TEMPEH CON VERDURAS Y CHUCRUT

Ingredientes para 3 personas:

4 barritas de tempeh maceradas con tamari

1 tira de alga wakame remojada 2 minutos y cortada a trozos medianos

1 trozo de alga kombu

1 puerro cortado fino

1 calabacín cortado a rodajas finas

3 cucharadas de postre de chucrut (col blanca fermentada)

2 cucharadas soperas de tamari

Aceite de sésamo

Cebollino fresco

Preparación:

• Cortar el tempeh a cubos y hervirlo 10 minutos junto con el alga kombu.

• Saltear los puerros con unas gotas de aceite de sésamo durante 5 minutos.

• Añadir los cubos de tempeh, la hoja de alga wakame y el calabacín en un fondo de agua. Tapamos y cocemos a fuego medio durante 10 minutos. Apagamos, añadimos la salsa tamari y el chucrut y removemos.

• Lo servimos con cebollino cortado por encima.

DADOS DE TEMPEH CON CREMA DE AVENA Y ARROZ INTEGRAL

Ingredientes:

150 gr de semillas de sésamo o girasol o calabaza tostadas

4 barritas de tempeh maceradas con tamari cortadas a dados

1 tetra brik de crema de espelta

Un poquito de agua caliente

4 bolitas de arroz integral cocido

Alga arame cocida (ver capítulo de las algas)

Un poquito de salsa tamari

Preparación:

• Tostar las semillas y triturarlas con la crema de espelta y el agua caliente. Calentar sin llegar a la ebullición. En cada plato sopero poner la bolita de arroz cubierta con un poco de alga arame y a su alrededor verter la crema.

• Sobre la crema poner los daditos de tempeh cocidos al vapor durante 20 minutos y rociar el contenido con un poquito de salsa tamari.

HAMBURGUESAS DE TEMPEH CON ARROZ

Ingredientes:

1 paquete de tempeh macerado con tamari que cortaremos a finas láminas

1 cebolla grande cortada en cubitos muy pequeños y salteada

Un poquito de sal para la cocción de la cebolla

2 tazas de arroz integral cocido

1 hoja de alga wakame

Unas hojas de perejil

Unas gotas de aceite para saltear la cebolla y para dorar las hamburguesas

4 cucharadas soperas de gomasio

Preparación:

• En una sartén de acero inoxidable y sin aceite doramos las láminas de tempeh por los dos lados. Después las picamos.

• Hervimos el alga wakame cortada a trozos pequeños durante 2 minutos.

• Machacamos el arroz en un suribachi o bien en un mortero y le añadimos el tempeh troceado, la cebolla que habremos salteado previamente, el alga wakame y el perejil crudo picado.

• Hacemos una masa con los ingredientes anteriores y formamos varias bolas para después apretarlas y darles forma de hamburguesa.

• Las ponemos en una sartén de acero inoxidable y las doramos por los dos lados con unas gotas de aceite de sésamo.

• Las servimos espolvoreadas con gomasio.

SEITÁN

Es la proteína del gluten que constituye la parte del grano más rica en vitaminas y minerales. Se la denomina "carne vegetal" por su alto contenido en proteínas (24,7%), por su olor, textura y sabor. Es reconstituyente y digestiva. No apto para celíacos.

RUSTIDO DE SEITÁN DE ESPELTA

Ingredientes:

1 paquete de seitán de espelta

2 cebollas grandes

1/2 kg de zanahorias

2 dientes de ajo (previamente macerados, mínimo 2 semanas, en salsa tamari) -opcional-

3 cucharadas soperas de piñones

1 ciruela pasa remojada por persona

3 hojas de laurel

2 cucharadas soperas de aceite de sésamo

Preparación:

• Poner a calentar el aceite en una cazuela amplia y echar las cebollas. En el momento que la cebolla está transparente, poner la salsa de soja, añadir los ajos picados y continuar removiendo hasta que la cebolla esté casi cocida.

• Añadir la zanahoria cortada fina, el laurel y el seitán a trocitos.

• Poner un poquito de agua.

• Cocer a fuego medio-bajo durante diez minutos con la cazuela tapada.

• Añadir las ciruelas y cocer todo a fuego lento y tapado durante veinte minutos más.

• En una sartén sin aceite, dorar lo piñones a fuego bajo para decorar el plato.

Esta receta, sin las ciruelas pasas, se puede utilizar sustituyendo el seitán por sepia o calamar, desechando la tinta y las vísceras.

SEITÁN DE ESPELTA AL ESTILO ORIENTAL

Ingredientes para 4 personas:

2 tazas cocidas de arroz integral basmati

1 bola de seitán de espelta cortada en láminas finas

2 cebollas

1/2 puerro

1 zanahoria

Un poquito de sal

2 cucharadas soperas de aceite de sésamo

2 cucharadas soperas de semillas de calabaza tostadas,

saladas y trituradas

Una ramita de perejil

Salsa tamari al gusto

1 cucharada sopera de curry

1 vaso de agua o caldo vegetal

Preparación:

• Ponemos un poco de aceite en una cazuela y cuando esté caliente salteamos la cebolla durante unos minutos, hasta que esté transparente. Añadimos un poco de tamari y agregamos el seitán, la zanahoria, el puerro e incorporamos las semillas picadas y el curry durante unos minutos.

• Añadimos el agua o caldo vegetal y lo dejamos hervir durante 30 minutos a fuego lento.

• Calentaremos el arroz con un poquito de agua.

• Retiramos el seitán y lo servimos en una bandeja acompañando el arroz integral. Pondremos el perejil picado por encima.

• El resto de ingredientes los pasaremos por el pasapurés para convertirlos en salsa y así acompañar el plato.

LASAÑA DE SEITÁN DE ESPELTA

Ingredientes para 3-4 personas:

Láminas de lasaña de espelta integral

1 bloque de seitán de espelta

3 zanahorias ralladas

1 cebolla grande picada

2 hojas de laurel

1 seta shiitake deshidratada por persona, remojada 2 horas y cortada a láminas

60 gr. de piñones tostados

Perejil picado fino

Aceite de sésamo

Salsa de soja tamari

1 cucharada sopera de albahaca fresca

Ingredientes para la bechamel:

2 cebollas

1/2 coliflor

Nuez moscada

Miso blanco

Leche de arroz

Polvo de almendras o almendras ralladas

Aceite de sésamo

Sal marina

Preparación:

• Picar el seitán muy fino. Cortar la cebolla muy fina y picarla.

• Sofreír la cebolla con un poquito de aceite de sésamo. Cuando la cebolla esté transparente añadir una pizca de tamari y el laurel. Cocer 10 minutos más.

• Agregar las setas shiitake y saltearlas 5 minutos. Incorporar la zanahoria, el seitán y la albahaca fresca.

• Tapar y cocinar a fuego lento 15 minutos para obtener una masa bastante seca y apagar el fuego.

• Agregar los piñones, el perejil y la albahaca, y mezclar bien. Rectificar con la salsa tamari.

• Echar las láminas de lasaña en un recipiente con abundante agua hirviendo y sal marina, sin tapar. Mirar el tiempo de cocción que indique en el paquete. Lavar con agua fría y escurrir.

• Pincelar la bandeja con un poco de aceite de sésamo y añadir una capa de la pasta de lasaña, luego el relleno y un poco de bechamel por encima. Seguir por capas, terminando con una lámina de lasaña y bechamel.

• Espolvorear con almendra rallada. Hornear gratinando durante unos minutos hasta que la superfície esté dorada.

• Servir caliente.

Preparación de la salsa bechamel:

• Sofreír las cebollas con un poco de aceite de sésamo y sal marina durante 12 minutos. Añadir la coliflor troceada pequeña y la cantidad de agua para que cubra la mitad del volumen de las verduras. Ponemos una pizca más de sal marina y un poquito de nuez moscada al gusto.

• Tapar y cocer a fuego lento-medio durante 20 minutos.

• Hacer puré bien fino con los ingredientes y equilibrar su espesor y gusto con leche de arroz o espelta y un poco de miso blanco.

HAMBURGUESA DE SEITÁN Y SHIITAKE CON MIJO

Ingredientes:

2 tazas de mijo cocido

1 taza de puerro cortado fino (parte blanca y parte verde)

1 taza de zanahoria rallada

1/2 bloque de seitán de espelta rallado

4 setas shiitake cocida y cortada fina

Un poco de aceite de sésamo

Una pizca de salsa de soja tamari

Preparación:

• Ponemos en una cazuela un poco de aceite de sésamo para saltear primero la zanahoria y a continuación el puerro.

• Coceremos el seitán rallado en un recipiente a parte con un poquito de agua y sal a fuego medio. Cuando haya absorbido el agua, aproximadamente 10 minutos, ya estará listo.

• Mezclaremos todos los ingredientes, los amasaremos y haremos unas bolas que aplastaremos para dar forma de hamburguesa.

• Dejar media hora las hamburguesas en la nevera para que no se rompan al dorarlas. Para finalizar las pasaremos por la sartén con un poquito de aceite a fuego lento.

10. PESCADO Y MARISCO

Como proteína animal es recomendable el pescado salvaje y pequeño, para que contenga menos metales pesados. Ni pescado de piscifactoría ni congelado. Comeremos pescado sin quitar las escamas, y cuando se trate de pescadito muy pequeño, podemos comer las espinas (sardina, boquerón,...). El pescado azul es una gran fuente de ácidos grasos omega3 muy antiinflamatorios. El marisco será un alimento más puntual.

La mejor opción para el pescado es acompañarlo con verduras, porque le aportan alcalinidad.

En condiciones normales comeremos pescado 2 o 3 veces por semana.

ESTOFADO DE SEPIA

Ingredientes para 4 personas:

4 sepias medianas, lavadas, con las vísceras y la tinta retiradas, y peladas (opcional), cortadas a trozos de 2 cm aproximadamente

4 zanahorias cortadas a trozos de 2 cm

1 cebolla grande cortada fina

2 ajos macerados con tamari (opcional)

2 hojas de laurel

Sal marina

Una pizca de aceite de sésamo

2 cucharadas soperas de miso blanco

Un poco de agua

1 ramita de perejil picado

Preparación:

• En una cazuela de acero inoxidables, con una pizca de aceite de sésamo, se pone la cebolla, los ajos y el laurel, y se remueve durante 10 minutos a fuego medio (no se pone sal).

• A continuación se añade la sepia, removemos, y dejamos a fuego más bajo hasta que al pincharla con un tenedor esté blanda. No le pondremos sal hasta que esté blanda.

• Añadimos las zanahorias, un poco de sal (teniendo en cuenta que después pondremos el miso) y agua suficiente para cubrir las zanahorias.

• Tapamos y dejamos cocer 20 minutos.

• Se sirve bien caliente y con el perejil picado por encima.

LUBINA A LA PLANCHA

La lubina y la dorada nunca tienen parásitos porque se alimentan de crustáceos. La haremos a la plancha con crujiente de algas y puré de verduras.

Ingredientes para 4 personas:

1 suprema de lubina pequeña por persona (equivale a media lubina)

2 cucharadas soperas de alga wakame troceada

1/2 calabaza previamente cocida al horno

2 cebollas

Un poquito de agua para hacer el puré

El zumo de 1 limón

Aceite de sésamo

Una pizca de sal

Preparación:

• Macerar el pescado durante 10 minutos con el zumo de limón.

• Saltear las cebollas cortadas finas en medias lunas, añadirles una pizca de sal cuando estén transparentes y continuar su cocción.

• Pelar y trocear la calabaza.

• Freír el alga con aceite de sésamo y dejarla escurrir en papel absorbente.

• Untar el pescado con aceite y calentar la sartén de acero inoxidable. Cuando esté caliente ponemos el pescado con la piel hacia arriba, lo tapamos y bajamos el fuego al mínimo durante 4 minutos aproximadamente para que la cocción sea con su propio vapor y quede jugoso. Pinchamos para comprobar que está cocido. Lo sacamos y lo servimos con la piel hacia abajo, y sobre el pescado ponemos el alga crujiente.

• Acompañamos el plato con el puré de calabaza y cebolla bastante espeso.

PAPILLOTE DE MERLUZA DE PLAYA

Ingredientes para 4 personas:

Papel vegetal de horno (no usaremos papel de aluminio por su toxicidad)

4 supremas de merluza pequeñas

200 gr de zanahoria cortada a trozos finos y largos

10 cebolletas tiernas cortadas a cuartos

100 gr de col cortada muy fina

4 láminas de jengibre

1 cucharada sopera de salsa de soja tamari

Unas gotas de aceite de sésamo para el salteado de verduras y otras para la merluza

Preparación:

• Ponemos unas gotas de aceite en una cazuela y salteamos las verduras. Primero la cebolla tierna y cuando esté transparente le echaremos un poquito de sal y le añadiremos la col y la zanahoria. Cuando las verduras estén crujientes añadiremos un poquito más de sal y removeremos unos instantes antes de apagar el fuego.

• Precalentamos el horno a 200ºC antes de introducir el pescado.

• Cogemos 4 trozos de papel vegetal de horno y ponemos en cada uno de ellos primero la verdura, después la merluza, el aceite de sésamo, la lámina de jengibre y unas gotas de tamari.

• Cerraremos el papel e introduciremos los papillotes en el horno a 100ºC. Los sacaremos cuando se hinchen, aproximadamente a los 10 minutos.

PAPILLOTE DE CORBINA

Ingredientes:

3 cebollas cortadas finas y cocidas (salteadas o al vapor)

2 corbinas pequeñas cortadas a supremas

Papel vegetal de horno

Pasta de umeboshi

Varias hojas de albahaca

Preparación:

• Precalentamos el horno a 200ºC antes de introducir el pescado.

• Pondremos cada suprema sobre un trozo de papel. Encima de cada trozo pondremos un poquito de pasta de umeboshi, un poco de cebolla cocida y encima 1 hoja de albahaca.

• Envolveremos cada suprema con el papel como si fuera un regalo.

• Pondremos todos los paquetitos en el horno a 100ºC durante 10 minutos aproximadamente, dependiendo del tamaño y grosor.

FILETES DE LENGUADO AL KUZU DE LIMÓN

Ingredientes para 4 personas:

8 filetes de lenguado

Zumo de 1 limón

2 vasos de agua

2 cucharadas soperas de kuzu

Un poquito de sal

1 brócoli cortado a flores y el tronco a láminas finas

2 zanahorias cortadas finas

4 cebolletas cortadas finas

1 cucharada sopera de tamari

Un chorrito de aceite de sésamo tostado

Preparación:

• Lavar y cortar las verduras en trozos finos y cocerlas al vapor con un poco de sal hasta que estén al dente. Introduciremos primero la cebolla en la cazuela y cuando esté bastante cocida, incorporaremos el resto de verduras.

• Cocer el lenguado también al vapor con un poco de sal. La cocción es de 4 minutos aproximadamente.

• Disolver el kuzu en agua fría y poner el jugo de la cocción del pescado más el resto de agua y el zumo de limón hasta que hierva. Añaidr el kuzu disuelto y remover inmediatamente para que no se hagan grumos. Cuando espese y esté transparente, ya estará listo. Entonces añadimos la cucharada de tamari y removeremos.

• Verter el kuzu de limón por encima del pescado y aliñar

las verduras con un poco de aceite de sésamo tostado.

PESCADITO AZUL AL HORNO (sardinas, caballa)

Ingredientes:

Pescado azul pequeño

Un poquito de sal

Ajo macerado (opcional)

Una pizca de perejil picado

Preparación:

• Se precalienta el horno a una temperatura de 200ºC y cuando se introduce el pescado se baja a 100ºC.

•Como son peces con abundante grasa no hace falta poner aceite en la bandeja del horno. En vez de aceite esparciremos unos granitos de sal para que queden gustosos y su piel no quede pegada a la bandeja.

• Encima de los granitos de sal pondremos el pescado y encima esparcimos los ajos triturados. Esperamos aproximadamente 5 minutos si es muy pequeño o más si el pescado es de mayor tamaño.

• Cuando ya está cocido, lo serviremos con el perejil.

BESUGOS ENTEROS AL HORNO

Ingredientes:

4 besugos individuales

2 cucharadas soperas de tamari

1 taza de agua

2 cucharadas soperas de zumo de jengibre

1 cucharada sopera de kuzu + 3 cucharadas soperas de agua para disolverlo

Preparación:

• Sacamos las vísceras del pescado y los limpiamos sin mojarlos bajo el grifo, solo mojando nuestra mano y pasándola por encima de su piel.

• Los marinaremos en la mezcla de tamari, agua y zumo de jengibre durante 10 minutos por cada lado.

• Los untaremos con un poco de aceite de sésamo.

• Los hornearemos a 100ºC.

• Aprovecharemos el líquido de marinar añadiéndole el kuzu disuelto en un poquito de agua y llevándolo a ebullición hasta que espese un poco. Así tendremos una salsa para acompañarlos.

DORADA O LUBINA A LA SAL

El pescado a la sal es delicioso porque su carne, en la cocción, no pierde su propio jugo.

Ingredientes para 2 personas:

2 doradas o lubinas de 350 gr cada una, enteras, sin eviscerar y conservando las escamas

2 Kg de sal marina gruesa sin refinar

Papel vegetal de horno

Preparación:

• Poner el horno a precalentar a 200ºC.

• Limpiamos las doradas o lubinas sin mojarlas bajo el grifo; solo mojando nuestra mano y pasándola por encima de su piel.

• Colocamos en la bandeja del horno una capa de sal de un grosor de 1,5 cm. Sobre la sal colocamos las doradas o lubinas. A continuación las cubrimos de sal con el mismo grosor que la base, excepto un ojo de uno de los pescados.

• Ponemos el horno a 150ºC (algo más alto que en otros preparados, porque en esta receta el alimento está cubierto por la sal).

• Transcurridos 30 minutos aproximadamente, miramos si

el ojo del pescado ha perdido su color original y ahora es blanquecino. Si es así, ya podemos sacar la bandeja del horno.

• Rompemos la costra de sal por un lado y, con una cuchara, levantamos la sal. Sacamos la piel del pescado y ya podemos servir las raciones de pescado. Los aliñamos con aceite de sésamo, y como guarnición los acompañamos con nituké de cebolla.

RAPE ALANGOSTADO AL HORNO con nituké de cebolla y zanahoria

Se llama así por su parecido a la cola de langosta.

Ingredientes:

2 cola de rape pequeñas, sin la piel y sin la espina central, cortadas longitudinalmente en dos mitades

1 trozo de cordel (usado para rustir carne)

Un poquito de pimentón rojo dulce

Aceite de sésamo

Sal marina

Nituké ya cocinado previamente de zanahoria y cebolla

Preparación:

• Precalentamos el horno a 200°C

• Se atan individualmente y apretando ligeramente cada uno de los trozos de rape con un cordel para darles la forma de cola de langosta y para que se preserve su jugo interior.

• Untamos ligeramente los cuatro mitades de la cola con un poquito de pimentón. Bajamos la temperatura a 100ºC.

• Se salan y se introducen en el horno. Cuando al introducir un palillo se pinche fácilmente, ya estarán cocidas.

• Dejamos enfriar.

• Cortamos en rodajas cada uno de los trozos y los colocamos muy juntos, como si se tratara sólo de 4 piezas.

• Hacemos un puré caliente como guarnición con el nituké de verduras y el jugo del rape que ha quedado en la bandeja del horno.

RAPE CON ALMEJAS

Lo cocinaremos en una cazuela ancha de acero inoxidable.

Ingredientes:

2 colas de rape pequeñas cortadas a rodajas

2 zanahorias cortadas finas

2 puerros cortados finos

1 tetra brik de crema de avena

1 chorrito de aceite de sésamo

2 puñados de almejas

Un poco de perejil

2 ajos macerados (opcional)

Una pizca de sal marina

Preparación:

• Calentamos la cazuela, vertemos un poquito de aceite de sésamo y a continuación ponemos las zanahorias y removemos. Transcurridos 5 minutos, echamos un poquito de sal y vertemos los puerros y esperamos 5 minutos más. Volvemos a salar.

• Lavamos las almejas y las escurrimos. Las ponemos en una cazuelita tapada con una pizca de aceite de sésamo, primero a fuego fuerte, y enseguida bajamos el fuego a medio-bajo y esperamos a que se abran.

• Ponemos el rape encima de las verduras con una pizca de sal y los ajos triturados. Tapamos y a los 3 minutos vertemos la crema de avena y esperamos que se caliente, pero sin dejar que hierva.

• Ponemos en la bandeja las almejas rodeando el rape y servimos con un poco de perejil cortado fino.

ALMEJAS AL MISO (para acompañar pasta integral)

Ingredientes:

1/2 Kg de almejas grandes

2 cebollas picadas

2 cucharadas soperas de aceite de sésamo

3 cucharadas de postre de miso blanco

1 ramita de perejil picada

Preparación:

• Lavar las almejas en un colador de malla grande bajo un chorro de agua.

• Poner el aceite en una cazuela y cuando esté caliente, añadir las almejas y tapar. Cuando se abran las almejas, sacamos una de las conchas.

• Colar el líquido de la cocción en un colador fino para eliminar la arenilla.

• Diluir el miso en el líquido de la cocción.

• Saltear las cebollas y una vez cocidas añadirlas al miso diluido y las almejas, y removemos todo.

• Servimos las almejas con la picada de perejil para acompañar un plato de pasta integral con verduras.

MEJILLONES AL MISO Y LIMÓN

Ingredientes:

1/2 Kg de mejillones de roca

4 cebolletas picadas finas

Zumo de 1 limón recién exprimido

3 cucharadas de postre de miso blanco

2 cucharadas soperas de aceite de sésamo

Un poco de cebollino picado

Preparación:

• Se limpian los mejillones y se introducen en una cazuela con un poco de aceite, a fuego medio, y se tapan.

• Una vez se han cocido los mejillones, les sacamos las conchas sobrantes y los reservamos.

• Con el jugo de los mejillones diluimos el miso y añadimos el jugo de limón.

• Salteamos las cebolletas y una vez cocidas las añadimos a la salsa de miso y removemos.

• Colocamos en una bandeja los mejillones y vertemos la salsa (cebolleta + miso + limón + jugo de mejillones) por encima de los mejillones.

• Los servimos con el cebollino picado por encima para

acompañar un plato de cereal integral con verduras.

TARTA DE MARISCOS

Ingredientes:

300 gr. de mejillones

300 gr. de almejas

4 gambas peladas y desvenadas (limpias de vísceras)

1 cebolla picada

Perejil picado

Tomillo

Una pizca de semillas de sésamo negro

Salsa de bechamel (ver receta en el capítulo de salsas)

Masa fina

Preparación de la masa fina:

La masa se prepara con 250 gr de harina de espelta, a la que añadimos 1 cucharada de postre de sal y la vamos amasando a medida que le agregamos el agua (la mitad del volumen de la harina). Si queda demasiado dura añadimos algo más de agua y continuamos amasando.

Preparación:

• Una vez hecha la masa la colocamos en un recipiente

para ir al horno pincelado con aceite de sésamo. Horneamos a 110ºC durante 45 minutos.

• Preparar la bechamel, aprovechando el líquido de la cocción de los mejillones y almejas.

• Saltear las cebollas y añadir el tomillo en los últimos minutos.

• Mezclamos el marisco, la bechamel y la cebolla y lo ponemos dentro de la tarta en el horno. Encima pondremos las 4 gambas.

• Cuando la mezcla empieza a burbujear y se dora, tendremos la tarta lista.

• La serviremos con el sésamo negro por encima.

11. ALIMENTOS DE ORIGEN ANIMAL

Los alimentos de origen animal como la carne, aves y huevos también forman parte de la alimentación macrobiótica, ya que no se elimina ningún alimento que nos da la naturaleza. Sin embargo, solo se consumen en pocas ocasiones: cuando nuestro organismo lo requiere, o bien socialmente en fiestas señaladas.

Los animales y los vegetales que normalmente comemos más antiguos en la evolución son primero el marisco y después los peces. Y dentro del mundo vegetal, las algas y después los hongos, las frutas, verduras, cereales y legumbres de la tierra. Debido a que son alimentos más cercanos en la evolución del ser humano, los alimentos de animal terrestre son menos saludables.

PAVO RELLENO PARA FIESTAS NAVIDEÑAS

Ingredientes:

1 pavo grande orgánico vaciado, lavado y secado con papel absorbente

Sal marina

Tamari

Ingredientes para el relleno:

2 tazas de arroz integral

4 tazas de agua

1/2 hoja de alga kombu

1 cucharada de postre de sal marina

1/2 taza de cebolla picada

1/2 taza de zanahoria picada

1 cucharada sopera de aceite de sésamo

4 tazas de pan integral de espelta tostado y rallado

Jengibre rallado

Almendra rallada

Pasas de Corinto y piñones tostados

Preparación del pavo:

• Frotar el pavo por dentro y por fuera con sal marina.

• Pincelar por dentro y por fuera con tamari.

• Colocarlo en un recipiente y marinarlo con tamari diluido en agua a partes iguales durante 2 o 3 horas, dándole vueltas para que se marine por todos los lados.

Preparación del relleno:

• Lavar el arroz integral y escurrirlo. Tostarlo hasta que esté bien dorado. Agregar el agua, el alga kombu y la sal. Cocinar tapado durante 1 hora a fuego mínimo, después de que arranque a hervir.

• Saltear la cebolla y la zanahoria hasta que la cebolla esté transparente y añadir un poquito de sal.

• Mezclar el arroz, las verduras, el pan rallado, el jengibre y los frutos secos.

• Rellenar el pavo y coserlo.

• Lo introduciremos en el horno a 100ºC durante 10-14 horas según el tamaño del pavo.

• Pondremos un poquito de tamari diluido del marinado en la base del recipiente y lo taparemos.

• Se deja enfriar ligeramente antes de cortar para servir.

• Una variante del pavo navideño sería rellenarlo solo con frutos secos y con verduras como: coles de bruselas, cebollas pequeñas enteras, ajos enteros macerados (opcionales) y rabanitos enteros, todos ellos previamente salteados.

12. SOPAS Y CREMAS

La sopa de miso a primera hora del día es el alimento ideal para darnos energía y preparar nuestro estómago para comer el cereal integral con gomasio. Finalizamos este desayuno con té kukicha o el que mejor se adapte a nuestra condición.

.

SOPA DE MISO I

Ingredientes por persona:

1cm aproximado de alga wakame remojada (no aprovecharemos el agua del remojo)

Agua, algo más de un cazo

1/2 zanahoria mediana

1 hoja de puerro (la parte blanca y la parte verde) o un trocito de cebolla cortada muy fina

Miso: mugi-miso de soja y cebada sin pasteurizar (1 cucharada de postre)

Preparación:

• Ponemos el agua a hervir.

• Se remoja el alga wakame en agua fría durante 2 minutos y se corta a trocitos.

• Cortamos las verduras muy finas.

• Cuando el agua hierve echamos las verduras y el alga, y dejamos hervir 2 minutos. Seguidamente apagamos el fuego. Las verduras quedan al dente.

• Diluimos el miso con un poco de caldo de la sopa y lo incorporamos a ella, una vez apagado el fuego.

• Esperamos dos minutos para que el miso haga su movimiento rotativo y ya está lista.

SOPA DE MISO II

Ingredientes para 3 personas:

½ cebolla

½ puerro

½ nabo

3 cucharadas soperas de miso de cebada (mugi miso) sin pasteurizar

3 cm de alga wakame

Agua

Preparación:

• Ponemos el alga wakame en remojo (no aprovecharemos el agua del remojo).

• Cortamos la cebolla en dados pequeños (1cm x 1cm), cortamos el puerro (la parte blanca y la parte verde) a rodajas finas y el nabo a láminas finas.

• Ponemos un poquito de aceite en la olla y echamos la cebolla con el fuego mediano. Esperamos a que esté transparente y añadimos el puerro y el nabo.

• Removemos unos instantes y añadimos el agua y el alga que habremos cortado a trozos pequeños.

• Subimos el fuego hasta que hierva, y lo bajamos durante 5 minutos. Transcurrido este tiempo lo apagamos.

• Diluimos el miso con un poco de caldo de las verduras y lo incorporamos a la sopa.

• Ponemos de guarnición unas hojitas de perejil o menta cortadas muy finas.

SOPA DE MISO III

Ingredientes:

1 puerro (la parte blanca y también la verde)

1 zanahoria

1 trozo de brócoli

1 seta shiitake por persona

1 trozo de alga wakame

Agua

1 cucharada de postre por persona de miso de cebada sin pasteurizar

Unas hojas de menta

Preparación:

• Mientras preparamos las verduras, ponemos el alga wakame en remojo para que se hidrate. El agua de remojo no se aprovecha.

• Lavamos bien la verdura. El puerro, para que quede limpio, mejor cortarlo por el medio en vertical, de arriba a bajo, para poder sacarle la tierra bajo el grifo.

• Cortamos el puerro y la zanahoria a rodajas muy finas. Del brócoli cortaremos las flores en pequeños trozos y todo lo que es el tronco también lo cortaremos en rodajas muy finas.

• Ponemos las setas shiitake a remojar en un bol la noche anterior. Ahora las limpiamos con las manos en el mismo recipiente y colamos el agua con un colador muy fino. Aprovecharemos este agua para hervir las setas durante 20 minutos y la que quede de la cocción la usaremos para añadir a la sopa de miso, porque es antiinflamatoria. Una vez hervidas las setas las cortamos en láminas.

• Ponemos agua a hervir y echamos las verduras y el alga, y lo cocemos todo durante 5 minutos. Después incorporamos las setas y su agua hasta que se caliente.

• Con un poco de este caldo diluimos el miso y lo incorporamos a la sopa. El miso no se puede hervir porque perdería sus enzimas y probióticos (las enzimas dan vida a los alimentos, un alimento sin enzimas es un alimento muerto).

• Ponemos por encima las hojas de menta picadas.

SOPA DE MISO CON PASTA IV

Ingredientes:

1 cebolla

1/4 puerro (parte blanca y verde) cortado muy fino

1/2 calabaza

250 gr de fideos finos integrales de espelta o de arroz. También se aconsejan los espaguetis japoneses somen o los udon, ambos troceados, que casi siempre se toman en sopas.

1 trozo de alga wakame (1 cm por persona)

1 hoja de apio (opcional)

1 cucharada de postre de miso de cebada por persona

Un poquito de aceite de sésamo

Agua. Tener en cuenta que tenemos que cocer primero las verduras y después la pasta, por lo que pondremos 350 cc por persona

1 hoja de menta por persona cortada muy fina

Preparación:

• Cortamos el puerro en finas rodajas y lo añadiremos en crudo como guarnición para dar un toque yin.

• Ponemos un chorrito de aceite de sésamo en la olla y cuando esté caliente le echamos la cebolla cortada a cubitos.

• Pelamos y cortamos la calabaza a cubos muy pequeños y la añadimos a la olla cuando la cebolla esté transparente. Dejamos la calabaza y la cebolla tapadas hasta que estén casi cocidas.

• Vertemos agua en la olla y subimos el fuego. Cuando hierva le añadimos los fideos, las algas y la hoja de apio. Cuando arranque el hervor bajamos el fuego.

• Cerraremos el fuego cuando los fideos estén al dente, y sacaremos la hoja de apio.

• Diluiremos en la sopa 1 cucharada de postre de miso por persona y pondremos el puerro y la menta como guarnición.

SOPA DE MISO CON ALMEJAS O BIEN CON MEJILLONES V

Ingredientes:

Almejas o mejillones: Teniendo en cuenta las distintas necesidades según el sexo, es aconsejable que las mujeres tomen aproximadamente 8 almejas o 5 mejillones y los hombres 12 almejas u 8 mejillones.

1 puerro

Cebollino para la guarnición

1 cm de alga wakame por persona remojada 2 minutos

Miso de cebada (mugi miso)

1 bol de agua por persona

Preparación:

• Lavamos las verduras.

• Cortaremos la parte blanca y verde del puerro en láminas muy finas.

• Cortaremos el cebollino a rodajitas, que añadiremos en crudo al final de la preparación de la sopa de miso para darle un toque yin.

• Lavaremos las almejas o bien los mejillones y los pondremos en una cazuela con unas gotas de aceite de sésamo. Taparemos y con el fuego medio esperaremos a que se abran. Después los sacaremos de las conchas y los introduciremos en el último hervor de la sopa y apagaremos el fuego.

• Pondremos a hervir el puerro y el alga wakame durante 2 minutos.

• Pondremos 1/2 cucharada de postre de miso por persona para que la sopa no quede demasiado salada.

• Echaremos por encima el cebollino como guarnición.

SOPA DE KIMPIRA

Esta sopa es adecuada para finales de otoño o invierno. Es revitalizante y depurativa de la sangre.

Ingredientes:

2 zanahorias cortadas a palillos (para lograr el corte en palillos, primero cortaremos en rodajas finas y luego volveremos a cortar)

2 bardanas cortadas a palillos

1 cebolla cortada a dados

1 calabaza cortada a dados

1/4 col rizada cortada a medias lunas finas

1 litro de agua

1 tira de alga wakame

2 cucharadas soperas de aceite de sésamo

2 cucharadas soperas de miso de cebada

1 trocito de jengibre

Cebollinos para la guarnición

Preparación:

• Poner en una olla el aceite y dejarlo calentar.

• Saltear la cebolla hasta que esté transparente.

• Saltear la bardana unos minutos y después añadir la zanahoria y continuar salteando.

• Vertemos el agua en la olla y lo llevamos a hervor a fuego lento durante 10 minutos y tapado.

• Añadimos el alga wakame, la calabaza, la col durante 20 minutos más y si las verduras están tiernas apagamos el fuego y añadimos el miso y servimos.

• Añadimos unas gotas de zumo de jengibre y removemos.

• Y finalmente lo servimos con el cebollino picado por encima.

CEBADA

La cebada relaja y va bien para el hígado. Es el cereal para la primavera. Hacer esta sopa cada semana o dos veces por semana hasta finales de junio. Esta receta no sería adecuada para personas con intolerancia o alergia al gluten, porque este cereal lo contiene.

SOPA DE CEBADA INTEGRAL

Ingredientes:

1 taza de cebada integral

7 tazas de agua

5 cm de alga kombu

2 tazas de zanahoria cortada a 1/2 cm

2 tazas de puerro cortado a 1/2 cm

4 setas shiitake cortadas a rodajas de 1/2 cm (previamente remojada desde la noche anterior)

4 cucharaditas de postre de miso blanco o shiro miso

Sal marina

Preparación:

• Poner el agua a hervir.

• Lavar la cebada y echarla en el agua hirviendo,

añadiendo el alga kombu y una pizca de sal. Cuando hierva de nuevo bajar al mínimo el fuego y colocar el difusor. Dejar cocer durante 1 hora sin las verduras.

• Cuando haya transcurrido la hora, echaremos las verduras y las setas previamente salteadas con una pizca de aceite y una pizca de sal.

• Transcurrida media hora más, apagaremos el fuego.

• Diluiremos el miso blanco con el caldo de la sopa y lo añadiremos a la olla.

MAÍZ

Cereal de verano. Es el más yin de los cereales.

SOPA DE POLENTA Y AZUKIS I

La polenta es una harina gruesa de maíz.

Ingredientes:

4 cucharadas de azukis cocidos en casa con bastante agua, con el alga kombu, media cebolla y 1 zanahoria

4 cucharadas de polenta

1/2 brócoli cortado a flores y el tronco a láminas finas

2 zanahorias cortadas a daditos pequeños

2 puerros cortados a rodajas muy finas

2 cucharadas soperas de aceite de sésamo

1 hoja de laurel

4 cucharadas de gomasio

2 cucharadas soperas remojadas de alga arame y el trocito de kombu usado en la cocción de las azukis.

Preparación:

• En una cazuela calentamos el aceite y ponemos el puerro. Cuando esté transparente añadimos sal y la zanahoria. Removemos y cocemos 5 minutos y volvemos a salar. Añadimos el brócoli y lo dejamos 3 minutos más.

• Finalmente añadimos los azukis con su caldo, la hoja de laurel, el alga arame, la kombu y la polenta, y le agregamos más agua hasta conseguir la cantidad de líquido deseado, teniendo en cuenta que la polenta espesará.

• Dejamos hervir unos 5 minutos hasta que la polenta esté cocida.

• Servimos la sopa espolvoreando el gomasio por encima.

SOPA DE POLENTA CON VERDURAS II

Ingredientes:

4 cucharadas soperas de polenta

2 cebollas cortadas a dados

2 nabos blancos cortados a trozos grandes

1 zanahoria cortada en láminas gruesas en diagonal

3 cucharadas de postre de aceite de sésamo

6 tazas de agua para las verduras + 1 taza para la polenta

Una pizca de sal marina

Un poquito de salsa tamari

Preparación:

• Saltear todas las verduras en 2 cucharadas soperas de aceite. Empezar por las zanahorias, después el puerro y finalmente el brócoli.

• Agregar el agua a las verduras y cocinar a fuego lento durante 5 minutos.

• A parte tostar la polenta en 1 cucharada de postre de aceite y agregar 1 taza de agua.

• Añadir la polenta a las verduras y cocinar todo a fuego lento durante 3 minutos. Condimentar con sal.

• Una vez cocida la polenta, apagar el fuego, añadir un poquito de salsa tamari al gusto, remover y servir.

PURÉ DE MIJO Y CEBOLLA

Ingredientes para 2/3 personas:

1/3 de vaso de mijo lavado y escurrido

3 cebollas cortadas a cubitos

1/2 hoja de alga kombu

1 pizca de sal marina

2 hojas de laurel

1 cucharada sopera de aceite de sésamo

3 cucharadas soperas de gomasio

Leche de arroz o de avena

Una pizca de pimienta negra o nuez moscada

Un poco de perejil cortado fino

Preparación:

• En una cazuela grande saltear la cebolla con un poco de aceite y el laurel. Echar una pizca de sal marina cuando esté transparente y continuar la cocción durante 12 minutos más.

• Añadir 1 taza y media de agua y cuando hierva echar el mijo y el alga kombu. Tapar y cocer a fuego mínimo y con difusor durante 35 minutos.

• Retirar el laurel y reservar el alga kombu para otra

cocción. Hacer un puré con el mijo y las cebollas con un poco de leche caliente de arroz o de avena, según si se desea más o menos dulce (el arroz es más dulce).

• Espolvorear con la pimienta negra o nuez moscada y el perejil.

SOPA DE MIJO CON CALABAZA

Está indicada para la diabetes y para calmar la acidez estomacal.

Ingredientes:

1 tacita de mijo

1 hoja de laurel troceada con las manos

1/2 hora de alga kombu

1 cebolla a cubos pequeños

1/4 de calabaza hokkaido mediana

1 cucharada sopera de aceite de sésamo

1 poquito de sal marina

3 cucharaditas de miso blanco

Un poco de cebollino para aderezar

Preparación:

• Lavamos bien el mijo y lo escurrimos.

• Lavamos y cortamos la cebolla y la calabaza en trozos pequeños.

• Ponemos en una cazuela el aceite para que se caliente y añadimos la cebolla hasta que esté transparente y después una pizca de sal. A continuación la calabaza para saltearla unos minutos y después otro poquito de sal.

• Añadimos el mijo, el alga kombu y 5 medidas de agua por la medida de mijo.

• Dejamos cocinar a fuego lento durante 30-40 minutos. Apagamos el fuego, sacamos la hoja de laurel y el alga kombu, y añadimos el miso blanco.

• Si queremos una textura más cremosa, lo podemos pasar por el pasapurés. Si la queremos más líquida añadimos más agua o caldo de verduras.

• La aderezamos con los cebollinos.

SOPA DE TOMILLO

Esta sopa, por las propiedades del tomillo, es tónica y digestiva, antiespasmódica, antianémica, antibiótica natural, antireumática y tranquilizante.

Ingredientes para 4 personas:

Un buen ramillete de tomillo fresco

1,5 litros de agua

Una pizca de sal por persona

3 rebanadas muy finas de pan de espelta un poco duro colocadas en cada plato. Si el pan es blando podemos tostarlo ligeramente

Aceite de sésamo o de oliva de primera prensada en frío y ecológico

Preparación:

• Calentar el agua hasta que hierva y apagamos el fuego. Añadimos el tomillo y una pizca de sal, dejando que infusione durante 5 minutos con la olla tapada.

• Colamos el caldo.

• Aliñamos las rebanadas con el aceite y les ponemos una pizca de sal.

• Recalentamos si es necesario la infusión y la vertemos encima de las rebanadas.

SOPA DE LENTEJAS VERDES

Ingredientes para 4 personas:

Unas hojas de menta o de perejil

2 tazas de lentejas crudas

6 tazas de agua fría (3 medidas de agua por cada medida de legumbre)

5 cm de alga kombu por persona

1 hoja de laurel

1/2 Kg de cebollas

1 ramita de tomillo

1 pizca de comino tostado y triturado, y de orégano triturado

1 cucharada sopera de aceite de sésamo

1 cucharada sopera de tamari

Preparación:

• No hace falta poner las lentejas en remojo.

• Lavar las lentejas y dejarlas escurrir.

• Cortamos la cebolla a medias lunas bien finas. La salteamos con el aceite en una cazuela. Primero con el fuego fuerte, después con el fuego lento hasta que se dore durante 30 minutos aproximadamente.

• Ponemos en una olla el agua, las lentejas y el alga kombu, sin sal porque pondremos la salsa tamari al final de la cocción. Encendemos el fuego y cuando empiece a hervir lo dejaremos 25 minutos.

• Ahora abrimos la olla y añadimos la cebolla, la ramita de

tomillo y dejaremos 10 minutos más a fuego lento. Cuando faltes 5 minutos, añadimos el comino y el orégano.

• Una vez apagado el fuego sacamos la hoja de laurel y la ramita de tomillo. Añadimos la salsa tamari, removiendo la sopa.

• Servimos con las hojitas cortadas finas de menta o de perejil por encima.

SOPA DE LENTEJAS DU PUY

Ingredientes:

250 gr de lentejas

6 medidas de agua fría por medida de lentejas

1 cebolla grande a dados

1 zanahoria cortada en diagonal de 2 cm de grosor

1/4 de calabaza pelada y cortada en dados

1 cucharada sopera de aceite de sésamo

Una pizca de comino triturado

Una pizca de orégano triturado

1 ajo macerado con tamari (opcional)

1 poquito de sal marina

1/4 hoja de alga kombu

2 setas shiitake remojadas 2 horas y cortadas a trocitos

Preparación:

• En una cazuela con un poco de aceite a fuego medio, echaremos primero la cebolla, removemos, y cuando esté transparente, bajaremos el fuego y dejaremos pocharla. Le pondremos un poquito de sal y le añadiremos la zanahoria. La dejaremos unos minutos y echaremos otro poquito de sal y añadiremos la calabaza hasta que esté tierna. Apagamos el fuego.

• En una olla pondremos las 3 medidas de agua por medida de lentejas y añadiremos las lentejas lavadas , el alga kombu y las setas shiitake. Pondremos el fuego medio y esperaremos 35 minutos.

• Añadiremos a la olla las verduras, el comino y el orégano, y esperaremos que hiervan 5 minutos más.

• Apagaremos el fuego y sacaremos el alga. Dejaremos reposar 10 minutos y ya tendremos la sopa de lentejas lista.

• Si queda demasiado espesa, agregaremos un poco más de agua hirviendo.

SOPA DE AZUKIS

Ingredientes:

350 gr. de azukis (las mejores son las de Hokkaido)

6 medidas de agua fría por 1 medida de azukis

1 cebolla

1 zanahoria

1 hoja de laurel

2 cucharadas soperas de salsa tamari

Unas hojas de perejil

1 cucharada sopera de kuzu y 1 taza de agua

1 trozo de alga kombu

Preparación:

• Se lavan las azukis y las añadimos al agua fría junto con el alga kombu para la cocción. No se salarán hasta el final.

• A continuación se añade a las azukis la cebolla cortada en vertical en 8 trozos, la zanahoria cortada a rodajas gruesas en diagonal y la hoja de laurel.

• Se tapa la olla y se deja a fuego vivo hasta que las azukis estén blandas (nos ponemos una azuki encima de la lengua y apretamos hacia arriba contra el paladar. Si se aplasta es que ya están cocidas).

• Cuando las azukis ya están cocidas añadimos el kuzu diluido en agua fría y removemos para que se espese, dejando que hierva a fuego muy lento entre 2 y 3 minutos.

• Apagaremos el fuego y añadiremos la salsa de soja tamari.

• Sacaremos la hoja de laurel y el alga kombu.

• Si ha quedado demasiado espesa añadiremos agua.

• Serviemos la sopa con unas hojas de perejil cortadas finas.

SOPA DE ALUBIAS BLANCAS

Ingredientes:

2 tazas de alubias blancas

12 tazas de agua fría

1 trozo de alga kombu

1 hoja de laurel (la romperemos con las manos por la mitad)

1 cebolla roja grande

1 puerro

2 zanahorias

Un chorrito de aceite de sésamo

1 ramita de tomillo

1 pizca de comino tostado y triturado y una cucharadita de orégano triturado

Sal marina

Preparación:

• Lavamos las alubias y las ponemos en remojo la noche anterior, aproximadamente 10 horas. El agua del remojo la aprovecharemos porque contiene enzimas para la digestión.

• Ponemos la olla con el agua y las alubias a fuego fuerte. Esperaremos a que hierva para sacar toda la espuma antes de poner los otros ingredientes.

• Una vez espumado, añadimos el alga kombu, la hoja de laurel y tapamos. Dejaremos cocer 3 horas aproximadamente.

• En una sartén pondremos un chorrito de aceite de sésamo y verteremos la cebolla cortada a dados, y cuando esté transparente le pondremos un poco de sal. A continuación le añadiremos la zanahoria y el puerro cortados a rodajas no muy gruesas. Dejaremos el fuego bajo y lo removemos de vez en cuando. Cuando las verduras estén cocidas apagaremos el fuego y las reservaremos.

• Cuando falten 5 minutos salaremos y añadiremos las verduras a la sopa, y echaremos la ramita de tomillo, el comino y el orégano.

Esta receta se puede hacer igual sustituyendo las alubias por garbanzos. Los garbanzos los tostaríamos previamente.

SOPA DE PESCADO

Ingredientes:

400 gr de cabezas de rape pequeño (opcional)

2 cabezas de merluza pequeña (opcional)

100 gr de pescado de roca

250 gr de mejillones de roca

250 gr de almejas medianas

Arroz integral cocido (la cantidad es al gusto)

2 cebolletas

2 cucharadas soperas de alga arame ya cocida

Una pizca de sal

Unas hojas de perejil

1 hoja de laurel

1 ramita de tomillo

35 gr de piñones tostados

Preparación:

• Se lava el pescado y se pone a hervir en una cazuela junto al laurel, el tomillo y una pizca de sal.

• Una vez cocido 30 minutos a fuego medio, colamos el caldo en un colador muy fino y separamos los trocitos de pescado de las espinas.

• En una cazuela a parte ponemos un poco del caldo de pescado y añadimos los mejillones bien limpios y los coceremos unos 8-10 minutos. Si hay alguno que no se abre lo desecharemos. Los sacaremos del caldo e introduciremos las almejas hasta que también se abran. Las conchas se retiran.

• En otro recipiente salteamos las 2 cebolletas (cortadas muy finas, tanto su parte blanca como la verde). Cuando hayan soltado el agua, añadiremos una pizca de sal y un poquito del caldo de pescado y las dejaremos cocer hasta que estén blandas.

• Añadiremos ahora a las cebolletas, el caldo del pescado y del marisco, los trocitos de pescado, las almejas y mejillones sin las conchas y el arroz integral.

• Servimos la sopa bien caliente y pondremos el alga arame y los piñones tostados por encima como guarnición.

SOPA DE ZANAHORIAS

Ingredientes:

800 gr de zanahorias cortadas finas

2 cebollas grandes cortadas a dados pequeños

3/4 de litro de agua o caldo vegetal

2 cucharadas soperas de kuzu

Una pizca de sal

1 cucharada sopera de melaza de arroz

1/2 tetrabrik de crema de arroz

2 cucharadas soperas de hierbas recién picadas de eneldo, perejil o cebollino

Preparación:

• Poner a hervir el agua y echar la zanahoria y la cebolla. Dejar a fuego lento durante 20 minutos.

• Disolver las 2 cucharadas de kuzu con un poquito de agua fría y añadir a la sopa cuando falten 3 minutos. Remover.

• Pasar por el pasapurés todo el contenido y añadir la sal, la crema de arroz y la melaza de arroz.

• Servir espolvoreando las hierbas recién picadas.

SOPA DE CEBOLLA

Ingredientes:

3 cebollas cortadas a medias lunas finas

4 tazas de caldo de alga kombu

1 cucharada sopera de aceite de sésamo para la cebolla

1 cucharada sopera de aceite de sésamo por persona para el pan

Rebanadas de pan de espelta integral cortadas muy finas y tostadas

Unas hojas de perejil cortadas finas

Un poquito de sal

Un poquito de salsa tamari

Gomasio

Preparación:

• Saltear la cebolla en el aceite. Agregar el caldo de kombu dashi y hervir hasta que la cebolla esté cocida. Añadir un poco de sal y cocinar 5 minutos más. Verter un poquito de tamari al gusto.

• Poner unas cuantas rebanadas tostadas y aliñadas con un poquito de aceite de sésamo en cada plato sopero. Repartir la sopa de cebolla en cada uno de ellos.

• Servir con gomasio.

SOPA DE HINOJO

Ingredientes:

1 Kg de hinojo

2 cebollas grandes

1 hoja de laurel

1 cucharada de postre de sal marina

1 litro de agua

1 cucharada sopera de aceite de sésamo

3 cucharadas soperas de perejil picado

3 cucharadas soperas de semillas de girasol, tostadas y saladas

Preparación:

• Lavar los bulbos de hinojo y cortarlos en trozos pequeños. También cortaremos las ramas y las hojas, y las reservaremos para después de la cocción de las otras verduras.

• Cortar las cebollas en dados.

• Poner a cocer en el agua hirviendo los bulbos de hinojo, las cebollas, el laurel, y la sal en una cazuela tapada a fuego lento durante 25 minutos.

• Saltear a parte las ramas y hojas de hijono en el aceite y espolvorearlas sobre la sopa junto con el perejil picado y las semillas de girasol antes de servirla.

SOPA DE HINOJO Y PUERROS

Ingredientes:

1 bulbo de hinojo

2 puerros grandes

1 cucharada sopera de aceite de sésamo

2 cucharadas soperas de miso blanco

1/2 cucharada sopera de kuzu

1 cucharada sopera de copos de alga nori tostados

Preparación:

• Lavamos y cortamos el hinojo a láminas finas.

• Lavamos y cortamos los puerros (parte blanca y parte verde) a rodajas finas.

• Salteamos primero los puerros con el aceite de sésamo y cuando están transparentes añadimos las láminas de hinojo. Después de 3 minutos los cubrimos de agua y los hervimos 20 minutos.

• Antes de apagar el fuego, en los últimos minutos, añadimos el kuzu disuelto en agua fría y removemos hasta que el color blanco se convierte en transparente.

• Después de apagar el fuego añadimos el miso disuelto con el caldo de la sopa y removemos.

• Trituramos todo el contenido y lo servimos con los copos de nori tostados.

VICHYSSOISE MACROBIÓTICA

Ingredientes para 2/3 personas:

2 puerros cortados finos (la parte blanca y la verde)

3 vasos de agua o de leche de avena

2 cucharadas de miso blanco o shiro miso

2 cucharadas de kuzu

1/2 tetrabrik de crema de avena sin aceite de palma

2 cucharadas soperas de aceite de sésamo

Cebollino

Como guarnición 1 hoja de menta por persona

Preparación:

• Saltear los puerros en una cazuela con el aceite de sésamo hasta que queden dorados y añadir los 3 vasos de leche de avena o agua y llevar a ebullición.

• Con un poco de agua fría diluir el kuzu y añadirlo a la cazuela removiendo rápidamente hasta que espese ligeramente y apagar el fuego.

• Diluimos el miso con un poco de agua y lo añadiremos junto con la crema de avena a la cazuela.

• Pasaremos por la batidora todo el contenido y lo serviremos en boles, poniendo los trocitos de cebollino como guarnición. Dejaremos que se enfríen. En verano pondremos la vichyssoise unos minutos en la nevera, pero sin que quede muy fría.

SOPA DE COLES DE BRUSELAS

Ingredientes:

1/2 Kg de coles de Bruselas lavadas y cortadas a cuartos, desechando las hojas externas que no estén frescas

1 hoja de alga wakame remojada 2 minutos y cortada a trocitos

5 trocitos de alga dulse lavada (contiene mucho hierro)

1 cebolla cortada a dados

1 zanahoria cortada a dados

Una pizca de aceite de sésamo

Una pizca de sal

1 ramita de perejil

1 cucharada sopera de gomasio por persona

Preparación:

• Poner en una olla una pizca de aceite de sésamo a calentar. Seguidamente echar la cebolla con el fuego fuerte un par de minutos. Después bajamos el fuego y cuando la cebolla esté transparente le pondremos una pizca de sal y le añadiremos la zanahoria. Removemos y esperamos hasta que la cebolla suelte el agua y nuevamente subimos el fuego y removemos.

• Añadimos agua hirviendo y también las coles de Bruselas. Las dejamos hervir a fuego medio durante 3 minutos.

• Ahora agregaremos las algas y esperaremos dos minutos más para apagar el fuego.

• Apagaremos el fuego y dejaremos que repose unos minutos.

• Como guarnición pondremos una cucharada sopera de gomasio en cada plato y el perejil cortado fino.

MINESTRONE CON FIDEOS GRUESOS

Ingredientes:

100 gr de alubias (lavadas y en remojo la noche anterior)

Una cucharadita de orégano

3 cm de alga kombu

4 cebollas

2 zanahorias

1 calabacín

1/4 de col rizada

200 gr de noodles de arroz integral 100% cortado a trozos

Una pizca de comino

2 cucharadas soperas de tamari

2 cucharadas soperas de miso de cebada (mugi miso)

Preparación:

• Llenamos una olla con dos litros de agua, las alubias y el agua del remojo de las alubias.

• Cuando empiecen a hervir iremos espumando y después echaremos el alga kombu.

• Preparación de las verduras: Cortaremos las cebollas en medias lunas finas, la zanahoria a rodajas finas, el calabacín a dados (con la piel a medio pelar, una lámina sí la siguiente no) y la col a láminas bien finas.

• Transcurridas 2 horas desde el inicio de la cocción de las alubias añadiremos las verduras.

• Se deja cocer media hora o más si las alubias no están tiernas. Cuando las alubias estén cocidas, añadimos los fideos gruesos, que hervirán 10 minutos.

• 5 minutos antes de apagar el fuego agregamos el comino y el orégano.

• Para finalizar, una vez apagado el fuego, añadiremos 2 cucharadas soperas de salsa tamari y el miso previamente diluido con el caldo.

CREMA DE VERDURAS CON KUZU

Ingredientes:

2 zanahorias pequeñas cortadas en rodajas finas

1/4 de col cortada a medias lunas finas

2 cucharadas de postre de aceite de sésamo

1/4 cucharada de postre de sal marina

2 cucharadas de postre de salsa tamari

1 cucharada sopera de kuzu

3 cucharadas soperas de agua fría

3 tazas de agua fría

3 cucharadas soperas de semillas de girasol tostadas y saladas.

Preparación:

• Saltear las verduras en el aceite con una pizca de sal. Agregar 3 tazas de agua y cocinarlas a fuego mínimo durante 30 minutos hasta que estén tiernas.

• Disolver el kuzu en 3 cucharadas de agua fría y agregarlo a la verdura. Remover hasta que se espese y agregar tamari al gusto.

• Triturar el contenido en una batidora.

• Pondremos como guarnición las semillas de girasol.

13. SEMILLAS Y ACEITES

SEMILLAS

Las semillas, además de poseer muchos minerales, son la fuente de grasas de mejor calidad.

El lino y la chía contienen omega 3, poderoso antiinflamatorio, y las semillas de sésamo, calabaza y girasol, contienen omega 6 y 9.

Modo de tomar la semilla de lino y de chía: ambas semillas se remojan en un vaso de agua durante 20 minutos, para luego triturarlas con el agua de remojo. La cantidad de semillas diaria aconsejables es una cucharada sopera de cada una. Para espesar en frío usaremos las semillas de chía o de lino.

Modo de empleo de las semillas de sésamo, calabaza y girasol:

Normalmente se utilizan estas semillas una vez tostadas y saladas.

Podemos utilizar las semillas de sésamo, calabaza, girasol en las ensaladas, espolvoreándolas al final de las preparaciones; para hacer el pan y las galletas más sabrosas. Para rebozar podemos emplear semillas de sésamo como sustituto del pan rallado.

GOMASIO (semillas de sésamo tostadas, saladas y trituradas)

Utensilios:

Un suribachi y un suricogui (de venta en tiendas bio)

Suribachi: Mortero japonés de cerámica con estrías.

Suricogui: Mano de mortero usado para el suribachi.

Ingredientes:

1 paquete de 250 gr de semillas de sésamo sin tostar

Sal marina completa

7 cucharadas de sésamo por una cucharada de sal (las cucharadas de sésamo deben estar colmadas y las de sal deben ser rasas). En verano se prepara menos salado, en invierno más salado. Para los niños la proporción es de 14 cucharadas de sésamo por 1 de sal.

Preparación:

• Se lavan las semilas de sésamo y se cuelan.

• Se ponen en una cazuela ancha o sartén a fuego medio y se va removiendo para que se vayan secando. Continuamos removiendo hasta que desprendan aroma, las semillas estén completamente secas, se hayan hinchado y estén crujientes. Prácticamente no cambian de color. Hay que poner atención para que no se quemen.

• Añadimos la sal al sésamo, sin apagar el fuego y removemos para que se vaya su humedad y la sal también se seque y se tueste ligeramente (la sal cuando se tuesta no cambia de color).

• Apagamos el fuego y ponemos el sésamo tostado en el suribachi y apretamos con la suricogi en sentido de las agujas del reloj. Cuando las semillas ya están algo trituradas movemos el suricogi en sentido contrario a las agujas del reloj. Al finalizar, las semillas tienen que estar la mitad de ellas trituradas y el resto enteras.

Tostado de las semillas de girasol y calabaza

Es similar al de las semillas de sésamo, salvo que cambian de color en el proceso, se vuelven más oscuras. También se salan al gusto y puntualmente se pueden comer trituradas.

ACEITES

A parte de los ácidos grasos beneficiosos que nos aportan las semillas, también podemos obtener de los aceites grasas de calidad.

Los aceites recomendables son los de primera prensada en frío y ecológicos: lino para utilizarlo en crudo, sésamo, sésamo tostado y aceite de oliva. El aceite de sésamo es más yang que el de oliva. Si queremos minimizar el uso del aceite en la cocción usaremos un pincel para untar la cacerola o la sartén.

14. PICKLES O FERMENTOS

Los pickles, fermentos o encurtidos, gracias a su contenido en enzimas y probióticos, nos ayudan a digerir mejor y a repoblar nuestra flora intestinal, son muy alcalinizantes, remineralizantes, energéticos y potenciadores del sistema inmune. Es recomendable tomar antes de cada comida una cucharadita de pickles.

La fermentación equivale a una predigestión de los alimentos, que se transforman en sustancias de más fácil asimilación.

Los pickles se pueden elaborar cortos o largos. Para los pickles cortos, se cortan los vegetales en trozos pequeños y bastan 1 o 2 semanas de fermentación. Para los largos, se cortarán los vegetales en trozos más grandes y se necesitarán 3 o 4 semanas.

Podemos hacer pickles de una sola verdura o de varias verduras mezcladas.

Las verduras que más se emplean para elaborarlos son: col, zanahorias, rabanitos, brócoli y cebolla.

Podemos preparar los pickles con sal o también con shoyu, tamari o pasta de umeboshi.

Los alimentos fermentados más recomendables para consumir frecuentemente o a diario que ya vienen preparados son: la umeboshi, el miso, la salsa de soja shoyu o tamari, y el tempeh.

Nosotros también podemos preparar pickles:

PICKLE DE COLES Y ZANAHORIA

Necesitamos 1 bol grande para mezclar los vegetales

1 rallador para la zanahoria

1 frasco de cristal o cerámica (nunca de plástico ni de metal)

Ingredientes:

1/4 de col verde

1/8 de col roja

1 zanahoria

2 ajos (opcional)

3 cucharadas soperas de sal marina para que los vegetales desprendan su jugo

Preparación:

• Cortar las dos coles en tiras finas.

• Rallamos la zanahoria en un rallador.

• Los ajos cortados a trozos no muy pequeños.

• Ponemos estos vegetales en el bol y añadimos la sal.

• Con las manos y durante un par de minutos vamos mezclando y apretando los vegetales para que desprendan su jugo.

• A continuación llenamos el frasco o frascos de cristal y apretamos los vegetales por encima para que queden cubiertos por su jugo.

• Dejamos los frascos cerrados solo con una gasa por encima sujeta con una goma elástica durante 4/5 días a temperatura ambiente. No hay que dejar los frascos en un lugar ni muy caluroso ni muy húmedo.

• Pasados estos días los probamos y miramos que no haya moho. Los vegetales tienen que estar crujientes, pues si están blandos seguramente se han estropeado por falta de sal.

• Pasados los 5 días los tapamos con su tapa y los dejamos fermentar en lugar fresco, nunca en la nevera.

• Se conservan de 1 a 3 semanas.

• Pasadas las 3 semanas, si queremos que se conserven más tiempo, los guardamos en la nevera.

• En el caso que hayan quedado demasiado salados, los

pasamos por agua antes de consumirlos.

PICKLE DE AJO

El ajo es medicina para los pulmones e intestinos según la Medicina Oriental. Tiene muchas propiedades, como bajar la fiebre, como antibiótico natural para infecciones como el tifus, como desparasitante, protege el corazón, cuida los huesos, es antiinflamatorio y antimicótico. El tratamiento del ajo consiste en tomar uno en ayunas, otro al mediodía y otro por la noche. Sin embargo el ajo es muy yin o expansivo. Se usa poco en macrobiótica, sólo esporádicamente cuando comemos proteína, que es yang (ver la clasificación general de los alimentos). Para yanguizarlo tenemos que tomarlo como un pickle o encurtido.

Ingredientes:

5 cabezas de ajo, desgranados y pelados.

Salsa tamari suficiente para cubrir los ajos.

1 bote de cristal con tapa.

Preparación:

• Agujereamos la tapa del bote con varias perforaciones.

• Ponemos los ajos en el bote con la salsa tamari, tapamos y ponemos una etiqueta con la fecha.

234

• Cuando haya transcurrido 1 mes, cambiamos la tapa perforada por una sin agujeros y ya podemos usar los ajos y la salsa para condimentar platos de proteína animal. Los conservaremos en la nevera.

15. ENTRE COMIDAS

FRUTA:

La fruta en Macrobiótica es importante que sea de la zona, de la estación y mucho mejor cocida. En nuestro país evitaremos las frutas tropicales como el mango, la piña, la papaya,...porque no son de nuestra zona.

En caso de cáncer, mejor evitar la fruta, porque contiene poliamina, que acelera la multiplicación celular.

A partir de los 40 años la fruta envejece por sus ácidos orgánicos. Si la cocemos, eliminamos parte de estos ácidos.

La cocción (calor), el kuzu y la umeboshi yanguizan la fruta y la hacen más digestiva.

FRESAS CON CREMA DE AMAZAKE

Ingredientes para 2-3 personas:

1/2 Kg de fresas

Una pizca de sal marina

El zumo de 1 limón

3 cucharadas soperas de melaza de arroz

Ingredientes para la crema:

3 cucharadas soperas de amazake

2 cucharadas de kuzu

3 cucharadas soperas de polvo de almendras

Una pizca de canela en polvo

1/2 litro de agua

Preparación:

• Lavar las fresas y cortarlas por la mitad.

• Maceramos con una pizca de sal marina y el zumo del limón durante 2 horas.

Preparación de la crema:

• Hervir el amazake y el polvo de almendra en 1/2 litro de agua durante 3 minutos.

• Diluir el kuzu con un poco de agua fría y añadirle el amazake removiendo hasta que espese.

• Dejar enfriar completamente y después verter la crema sobre los fresones macerados.

• Por último, poner por encima la canela en polvo al gusto.

CREMA DE FRESONES

Ingredientes:

1 taza de zumo de manzana hecho en casa con la licuadora.

1/2 kg de fresones

3 cucharadas soperas de kuzu

Preparación:

• Llevar a ebullición un poco de agua y añadir el kuzu previamente diluido en agua fría. Remover hasta que el kuzu esté transparente y espeso.

• Triturar los ingredientes y acompañarlo con una tortita de arroz o de otro cereal.

COMPOTA DE MANZANA I

Ingredientes:

1 taza de agua

3 manzanas

Un puñado de pasas de Corinto lavadas, remojadas y tostadas

Canela en polvo

Un pellizco de sal

1 cucharada de kuzu

Preparación:

• Pelar y trocear las manzanas, añadirles un pellizco de sal y ponerlas en una cestita de acero inoxidable en una olla con un poco de agua y tapadas para cocerlas al vapor a fuego lento.

• Cuando la manzana está blanda se retira y en el agua de cocción se añade el kuzu previamente diluido en un poco de agua fría y, cuando arranque la ebullición, se remueve unos minutos hasta que quede transparente y más espesa.

• Se añade la manzana y las pasas.

• Se remueve todo y se esparce por encima la canela en polvo.

COMPOTA DE MANZANA II

Ingredientes:

2 Kg de manzanas

1 ciruela pasa sin hueso por persona cortada a trocitos

Un poquito de sal

1 trozo de piel de limón

1 trozo de piel de naranja

1 trozo de canela en rama

1 chorrito de agua

Preparación:

• Se lavan las manzanas, se pelan, se cortan en vertical y se sacan las semillas. Primero las cortamos en 4 trozos y después cada trozo en 2.

• Se ponen en una cazuela todos los ingredientes a fuego medio. Cuando la manzana ya va soltando su zumo subiremos un poco el fuego y taparemos, vigilando de vez en cuando para que no se queme.

• Cuando la manzana esté blanda la podemos remover y dejarla a trozos o bien la trituraremos a modo de crema, sacando previamente la canela.

COCA DE MANZANA

Ingredientes:

4 manzanas golden

1 y 1/2 taza de copos de avena

1 y 1/2 taza de harina de espelta integral

2 tazas de agua

1 pizca de sal

Un poquito de canela en polvo

1 pizca de semillas de anís

3 cucharadas soperas de pasas de corinto

3 cucharadas soperas de ralladura de almendra pelada

3 ciruelas pasas sin hueso cortadas a trozos

Un chorro de aceite de sésamo

Preparación:

• Mezclamos con las manos los copos de avena, la harina, el agua, el aceite y la sal, y hacemos la masa hasta llegar a la consistencia deseada. La aplastamos y le damos la forma que más nos guste.

• Untaremos la bandeja para ir al horno con aceite y ponemos la masa encima añadiendo un poquito más de agua.

• Pelaremos las manzanas y las cortaremos en vertical primero en cuatro partes y después cada parte en tres partes más. Colocaremos los trozos de manzana y encima pondremos las semillas de anís, las pasas, las almendras, las ciruelas y espolvorearemos la canela en polvo.

• Ponemos la bandeja en el horno a 100ºC durante 1 hora aproximadamente.

MANZANA ENVUELTA

Ingredientes:

1 bol de harina de espelta integral

Una pizca de sal

Una pizca de semillas de anís

Una pizca de canela en polvo

2 cucharadas soperas de almendras ralladas

2 cucharadas soperas de semillas de sésamo crudo

1/6 de bol de aceite de sésamo

1/2 bol de agua tibia

6 manzanas pequeñas

6 cucharadas soperas de compota de arándano

Preparación:

• En el bol de la harina vertemos la sal, las semillas de anís, la canela, las almendras, las semillas de sésamo y el aceite. Vertemos lentamente el agua y removemos con las manos y con los dedos abiertos y sin apretar mucho hasta llegar a dejar el bol limpio. Aplastamos la masa.

• Agujereamos las manzans para sacar las semillas e introducimos una pizca de sal y después la compota de arándanos.

• Situamos cada manzana sobre un trozo de la masa que habremos cortado en forma circular y subimos dicha masa por la superfície de la manzana hasta envolverla por completo.

• Pondremos todas las manzanas al horno a 100ºC durante 1 hora o más según el tamaño de las manzanas. Después pondremos el grill en marcha durante unos minutos para dorarlas ligeramente.

MANZANAS CON ALGARROBA CALIENTE (para ir dejando el chocolate)

Ingredientes:

6 manzanas

1 bote de crema de algarrobo y avellanas (sustituto del chocolate)

1 litro de leche de arroz

6 cucharadas soperas de kuzu

Canela en polvo

Preparación:

• Pelar y cortar en cuatro trozos las manzanas, sacándoles las semillas.

• Cocerlas al vapor (se ponen en una cestita de acero

inoxidable y, debajo de esta, sin que moje las manzanas, un vaso de agua) durante 5 minutos aproximadamente. Comprobar con un tenedor si están listas. Después retirarlas y ponerlas en un recipiente que tenga forma cóncava.

Preparación de la crema de algarrobo:

• Con un poco de leche de arroz fría se diluye el kuzu.

• Poner a hervir durante tres minutos la leche de arroz con la crema de algarrobo y añadir el kuzu diluido. Remover hasta que espese y apagar el fuego. Colar el contenido con un colador fino.

• Finalmente, se vierte encima de las manzanas y se sirve espolvoreado con un poquito de canela.

MOUSSE DE ALGARROBA Y AVELLANAS

La algarroba es un buen sustituto del chocolate.

Ingredientes para 2 personas:

3 tazas de leche de arroz

3 cucharadas soperas de crema de algarroba y avellanas (de venta en tiendas biológicas)

2 cucharadas soperas de kuzu

Preparación:

• Calentar la leche de arroz y mezclarla con la crema de algarroba y avellana.

• Diluir el kuzu con un poco de leche de arroz fría y añadirlo a la mezcla anterior.

• Remover rápidamente cuando empiece a hervir y esperar a que espese (2 a 3 minutos)

• Servir caliente.

TARTA STRUDEL DE MANZANA (para días festivos)

Esta receta es para 10 personas.

Ingredientes para la masa:

2 tazas de harina integral de espelta

Un pellizco de sal

2 cucharadas soperas de semillas de sésamo sin tostar

2 cucharadas soperas de almendra pelada rallada

1 cucharada sopera de semillas de anís

Una pizca de canela en polvo

1/4 de taza de aceite de sésamo

1 taza de agua

Ingredientes para el relleno:

2 Kg de manzanas

10 ciruelas pasas troceadas

Un poquito de sal

Un poquito de canela en polvo

Preparación para la masa:

• Se amasan todos los ingredientes y al final se añade el agua, más o menos según veamos la consistencia.

• Untamos una bandeja para ir al horno con un poco de aceite de sésamo.

• Extendemos la masa sobre la bandeja y sobre sus laterales porque una vez puesto el relleno lo taparemos con otro trozo de masa para que quede cerrado.

Preparación para el relleno:

• Pelaremos las manzanas y las cortaremos en trozos de 1/8 parte y sacaremos sus semillas.

• Encima de la masa colocaremos los trozos de manzana de una forma ordenada y bastante apretadas. Y por encima pondremos los trocitos de ciruela y añadiremos sobre los dos ingredientes un poquito de canela en polvo.

• Taparemos el relleno con otra capa de la masa dejando cerrada la tarta.

• La meteremos en el horno durante una hora y media aproximadamente a 100ºC y transcurrido el tiempo la doraremos encendiendo unos minutos el grill.

TARTA TATIN

Se prepara exactamente igual que el Strudel pero abierta, sin taparla con otro trozo de masa.

TORTITAS DE ARROZ CON MANZANA

Ingredientes:

3 manzanas peladas y cortadas a láminas finas

Una pizca de sal

Una pizca de canela en polvo

Preparación:

• Untamos una paella de acero inoxidable con unas gotas de aceite de sésamo y encendemos el fuego medio-bajo.

• Ponemos la manzama en láminas y una pizca de sal.

• Tapamos y esperamos a que la manzana se ablande.

• Cuando la manzana está cocida, la ponemos encima de las tortitas y por encima espolvoreamos una piza de canela.

ZUMO DE ZANAHORIA Y MANZANA (yanguizado)

Ingredientes por persona:

2 zanahorias medianas

1 manzana pequeña

1 cucharada de postre de kuzu

Preparación:

• Licuamos las zanahorias y la manzana.

• Ponemos el zumo en una cazuela al fuego.

• Con un poco del zumo disolvemos el kuzu y lo añadimos cuando empiece a hervir. Removemos y cuando haya espesado un poco, apagamos el fuego. Con este procedimiento yanguizamos el zumo de cualquier fruta o vegetal.

PERAS EN ALMÍBAR

Ingredientes:

6 peras peladas y cortadas por la mitad, sin las semillas

1/2 litro de zumo de uva biológico

3 cucharadas soperas de kuzu

1 ramita de canela

Un puñado de pasas de Corinto

Preparación:

• Se ponen las peras y la canela en una cazuela ancha cubiertas con el zumo de uva y se hierven unos diez minutos a fuego lento.

• Se disuelve en agua fría el kuzu y se añade a la cazuela para que hierva nuevamente, removiendo el zumo hasta que cambie el aspecto de opaco a transparente.

• Se esparcen, como adorno, las pasas de Corinto previamente tostadas.

COCA DE PERA Y MANZANA

Ingredientes:

4 manzanas

4 peras

Un poquito de sal marina

Un trocito de canela de 3 cm aproximadamente.

1 trozo de piel de limón

1/2 vaso de agua

Ingredientes para la masa:

1/2 taza de copos de cebada

2 tazas de harina de espelta integral

Un poquito de sal

4 pellizcos de anís

4 pellizcos de canela en polvo

4 pellizcos de semillas de sésamo crudo

1/2 taza de almendra cruda troceada

1/2 taza de pasas de corinto

1/2 taza de aceite de sésamo

Preparación:

• La compota de manzana y pera se hace tal como se ha descrito anteriormente.

• La masa se prepara en dos fases:

1. Se mezclan todos los ingredientes y los amasamos con las manos.

2. Le añadimos 1 taza + 3/4 de agua y continuamos amasando. Tiene que quedar una pasta licuada no muy seca ni muy húmeda.

• Ponemos el horno a 100ºC

• Untamos la bandeja para ir al horno con el aceite y seguidamente situamos la masa con un grosor máximo de 1/2 cm. Lo dejamos en el horno durante 1 hora aproximadamente.

• Cuando ya está cocida le ponemos la compota encima. Esperamos unos minutos para que se dore un poco y ya estará lista.

CREMA DE PERAS

Ingredientes:

6 peras "de agua"

1/2 granada

2 vasos de agua

1 umeboshi (la umeboshi nos ayuda a yanguizar la fruta)

1 cucharada sopera de kuzu

6 hojas de menta

Preparación:

• Se pelan las peras, se cortan en ocho partes, eliminando las semillas.

• Ponemos en una cazuela las peras, la umeboshi y un vaso de agua. Las cocemos a fuego medio.

• Diluimos la cucharada sopera de kuzu en un poquito de agua fría.

• Cuando la pera está blanda, vertemos el kuzu en la cazuela sin parar de remover hasta que espese y se vuelva transparente.

• A continuación trituraremos el contenido en una batidora sacando previamente el hueso de la umeboshi.

• Para adornar pondremos por encima las semillas de granada y una hojita de menta por persona.

OTRAS OPCIONES SIN FRUTA:

COCA DE CEBOLLA

Ingredientes:

4 cebollas grandes

Una pizca de sal

Un puñado de semillas de sésamo

1 cucharada sopera de orégano

2 cucharadas soperas de aceitunas negras arrugadas

250 gr de harina de espelta + 100 gr de harina de quinoa

1/2 bol de agua tibia

2 cucharadas soperas de salsa de soja tamari

1/6 de bol de aceite de sésamo

12 filetes de anchoa

Preparación:

• Se hace la masa con la harina tamizada, la sal, las semillas de sésamo y el aceite de sésamo. Hacemos una bola con una consistencia blanda como el "lóbulo de la oreja". Se aplasta la bola para que nos quede fina, le damos la forma según el recipiente, y se pincha con un tenedor en varios sitios.

• Ponemos la masa en el horno durante 30 minutos a 100º.

• Mientras tanto cortamos las cebollas a medias lunas muy finas.

• Ponemos la cazuela a fuego medio con 3 cucharadas soperas de aceite de sésamo y cuando esté caliente echamos la cebolla y removemos. Cuando la cebolla esté cocida pondremos el orégano y removeremos.

• Abrimos el horno y ponemos sobre la masa la cebolla, y las aceitunas. Encima echaremos un chorrito de aceite y la salsa de soja. Volvemos a introducirla en el horno a 100ºC y esperaremos 15 minutos. Es ahora cuando usaremos como guarnición las anchoas, previamente lavadas para quitarles el exceso de sal, y aliñadas con un poquito de aceite de sésamo.

CREMA DE CASTAÑAS

Las castañas son beneficiosas por su alto contenido en

calcio, hierro, magnesio, potasio y vitaminas del grupo B. Son ricas en fibra y por tanto mejoran el tránsito intestinal. Son antiinflamatorias y mejoran la memoria, la anemia, la fatiga y las varices. Son bastante yang y alcalinizantes.

En otoño las castañas, en nuestro país, se acotumbran a comer junto a los boniatos. Los boniatos tienen muchas propiedades, pero contienen oxalatos, que interfieren en la asimilación del calcio.

Ingredientes:

250 gr de castañas secas "pilongas"

1/2 granada

1 ramita de vainilla

Pasas de corinto previamente hervidas en zumo de manzana o zumo de uva

2 cucharadas soperas de compota de arándanos o fresa

Prepración:

• Lavamos las castañas y las hervimos con una pizca de sal y la ramita de vainilla, lavada y cortada en forma longitudinal, pero sin llegar a cortar por la mitad.

• Se hierven durante 1 hora a fuego medio, no pasar de los 100ºC. Quitamos la vainilla, la lavamos y la dejamos secar para aprovecharla en otra ocasión.

• Trituraremos las castañas con una cantidad del agua para que quede con la consistencia cremosa deseada.

• Echaremos las pasas y los trocitos de granada y lo removemos.

• Finalmente ponemos encima, como guarnición, un poquito de compota de arándanos.

TARTA DE CASTAÑAS

Ingredientes:

500 gr. de castañas pilongas para hacer la harina

3 cucharadas soperas de aceite de sésamo

2 cucharadas de postre de sal marina

1 cucharada sopera de hojas de romero trituradas

100 gr. de pasas

700 ml de agua

Una pizca de sal

Preparación:

• Trituramos las castañas hasta convertirlas en harina.

• Ponemos las pasas en remojo durante 10 minutos.

• Introducimos la harina en un bol y añadimos la sal y el agua fría, mientras removemos y añadimos también el resto de ingredientes.

• Guardaremos unas cuantas pasas para la guarnición.

• Untamos una bandeja de horno con aceite de sésamo. Extendemos la masa, que debe ser bastante líquida, sobre la bandeja, y decoramos con los ingredientes que no hemos empleado en la masa.

• Aliñamos la tarta con el resto de aceite.

• Precalentamos el horno a 200ºC y, antes de introducir la tarta lo bajamos a 100ºC.

• Esperamos 35 minutos aproximadamente y ya estará lista.

ARROZ CON LECHE VEGETAL Y CANELA

Ingredientes para 2 personas:

1 taza de arroz basmati integral

3,5 tazas de agua

2 cm de alga kombu

2 cm de canela en rama

1 cucharada sopera de ralladura de limón

2 cucharadas soperas de pasas de Corinto

Una pizca de sal

Leche de arroz. La cantidad será al gusto deseado

Preparación:

• Hervir el arroz en el agua junto al alga kombu, una pizca de sal, la canela, la ralladura de limón y las pasas, a fuego medio y cuando hierva bajamos el fuego al mínimo y ponemos el difusor durante 1 hora.

• Añadir la cantidad de leche según la consistencia que se desee. Servir caliente o natural.

Esta receta se puede preparar también con leche de avena.

GALLETAS DE AZUKI (Dorayaki Macrobiótico)

Ingredientes para la masa:

3 tazas de harina de maíz integral o de castaña o mitad y mitad de cada harina

1 cucharada de postre de sal marina

2 cucharadas soperas de melaza de arroz

2 tazas de agua

Ingredientes para el puré de azukis:

1 taza de puré espeso de azukis con una pizca de sal y endulzado con 3 cucharadas soperas de melaza de arroz

Preparación de la masa:

• Mezclamos la harina, la sal, la melaza y vamos añadiendo el agua lentamente para hacer una masa que cortaremos en trozos. Con estos trozos haremos bolas que luego aplastaremos.

• Hornearemos a 100°C durante 1/2 hora o hasta que estén crujientes.

• Con una cuchara repartiremos el puré de azukis dulce encima de las galletas o entre dos galletas.

GALLETAS (Variantes de la receta anterior)

Sustituimos el puré de azuki por:

Compota de manzana ó

Puré de castañas ó

Puré de calabaza ó bien

Nueces y pasas trituradas

FALAFELS (galletas de garbanzos)

Ingredientes:

2 tazas de garbanzos previvamente cocidos con dos cebollas cortadas a medias lunas gruesas

2 ajos macerados con tamari (opcional)

1 cucharada sopera de aceite de sésamo

Preparación:

• Pasar por el pasapurés los garbanzos con cebolla cocidos previamente, obteniendo un puré espeso.

• En un suribachi picar los ajos, añadir el aceite e incorporar ambos al puré de garbanzos.

• Con una cuchara sopera coger pequeñas porciones de puré y aplastarlas con la mano para darles forma de galletas.

• Ponerlas a dorar por las dos caras en el horno a 100°C durante unos 15 minutos y obtendremos unas galletas crujientes para picar.

FALAFELS DE SÉSAMO

Ingredientes:

1 taza de garbanzos, previamente cocidos con 1 cebolla cortada a medias lunas gruesas

1 taza de gomasio en la proporción: 1 medida de sal por 18 medidas de sésamo

2 ajos macerados con tamari (opcional)

Preparación:

• Triturar los garbanzos y las cebollas, previamente cocidos, para formar un puré. Añadir el gomasio y los ajos picados.

• Hacer, como en la receta anterior, unas bolas que aplastaremos con las manos.

• Se pueden poner al horno 15 minutos o bien en la sartén con un poco de aceite de sésamo.

Estos falafels tienen un gusto muy diferente debido a las semillas de sésamo

MOCHI

Pastelito de sabor neutro muy energético hecho de arroz glutinoso ya preparado, de venta en tiendas ecológicas. Se puede cocinar a la plancha tapado y a fuego muy bajo o bien en el horno. Se deja unos minutos hasta que se hincha y ya se puede comer porque se ablanda. Si lo queremos de sabor dulce, añadimos por encima melaza de arroz o alguna compota. Si preferimos un toque salado, añadimos unas gotitas de tamari.

16. ALIÑOS Y SALSAS

DIFERENTES ALIÑOS

La preparación de todos ellos consiste en mezclar sus ingredientes en un suribachi (mortero japonés) o en un mortero de nuestra cocina.

Usaremos para aliñar el aceite de sésamo, siempre en muy poca cantidad (máximo 1 cucharada sopera al día). El aceite de sésamo tostado es más yang y tiene mejor sabor, pero también su precio es bastante más elevado.

En cuanto al vinagre, se recomienda el de umeboshi y el de arroz, pero hay que moderar su consumo, teniendo en cuenta que los vinagres producen osteoporosis y caries. También genera osteoporosis el consumo excesivo de fruta y sin duda el azúcar.

ALIÑO DE JENGIBRE

1 cucharada sopera de tamari

4 cucharadas soperas de agua

Unas gotas de aceite de sésamo tostado

Unas gotas de jengibre recién exprimido (se obtiene

moviendo y apretando en círculos un trozo de jengibre pelado en un rallador específico para este uso).

ALIÑO DE TAHÍN

2 cucharadas soperas de tahín

4 cucharadas soperas de agua hirviendo

1 cucharada sopera de ralladura de limón

1 cucharada sopera de miso blanco (shiro-miso)

1 cucharada sopera de vinagre de umeboshi o de zumo de limón

2 cucharadas soperas de jugo concentrado de manzana (j.c.m)

ALIÑO PARA EL TEMPEH

1 cucharada sopera de aceite de sésamo tostado

2 cucharadas soperas de miso blanco

2 cucharadas soperas de j.c.m

1 cucharada sopera de mostaza biológica

2 cucharadas soperas de miso blanco

Agua

Preparación:

• Rectificar este aliño con agua caliente según la consistencia deseada.

ALIÑO AGRIDULCE

Ideal para acompañar verduras como la ensalada multicolor o la ensalada prensada.

Ingredientes:

2 cucharadas soperas de genmai-su (vinagre de arroz)

2 cucharadas soperas de j.c.m

2 cucharadas soperas de agua caliente

2 cucharadas soperas de aceite de sésamo

Unas gotitas de aceite de sésamo tostado

ALIÑO PARA LA PASTA (para cualquier plato de pasta con algas y verduras)

Ingredientes:

1/4 de taza de agua

3 cucharadas soperas de salsa tamari

1 cucharada sopera de aceite de sésamo tostado

1 cucharada sopera de piel de limón rallada

1 cucharada sopera de jugo de jengibre (rallado y

escurrido)

2 cucharadas soperas de jugo concentrado de manzana

ALIÑO PARA VERDURAS Y ENSALADAS

Ingredientes:

1 cucharada sopera de tamari

4 cucharadas soperas de agua

1/2 o 1 cucharada sopera de zumo de jengibre

DIFERENTES SALSAS

SALSA BECHAMEL I

Ingredientes:

2 cebollas cortadas finas a medias lunas

1/4 de coliflor a trozos

2 hojas de laurel o nuez moscada

Una pizca de sal marina

2 vasos de leche de avena o un tetra-brik pequeño de crema de avena

1 cucharada sopera de miso blanco

2 cucharadas de aceite de sésamo

Preparación:

• Calentar una cazuela, añadir el aceite, las cebollas y una pizca de sal. Saltear a fuego medio durante 12 minutos.

• Añadir la coliflor, un poco de agua en el fondo y el laurel. Tapar y cocer a fuego lento 20 minutos.

• Retirar el laurel y hacer un puré con los dos vasos de leche de avena y el miso blanco.

• Si la consistencia es demasiado líquida, espesar con kuzu (disolver una cucharada de kuzu en un poco de la leche de avena fría y después añadirlo a un poco de leche de avena hirviendo, removiendo hasta que espese).

SALSA BECHAMEL II

Ingredientes:

2 vasos de leche de avena o tetra brik de crema de avena

2 cucharadas de kuzu

Sal marina

2 hojas de laurel o nuez moscada

Preparación:

• Diluir el kuzu en leche de avena fría

• Añadirlo al resto de ingredientes que están hirviendo y

remover.

CREMA DE TAHÍN

Esta salsa es fácil y rápida de preparar. Cuando la hacemos espesa nos sirve como paté para untar pan o crackers, y cuando la hacemos más líquida sirve como salsa para condimentar pastas, cereales, verduras o como aderezo para ensaladas.

Ingredientes:

3 cucharadas soperas de tahín tostado

1 cucharada sopera de mugi miso o miso de cebada (fermento de soja y cebada)

Agua caliente (según la consistencia deseada)

SALSA DE ALMEJAS (para acompañar los platos de pasta)

Ingredientes:

1/2 Kg de almejas

1 rama de perejil

1 diente de ajo macerado con tamari (opcional)

1 cucharada sopera de aceite de sésamo

1 cucharada sopera de tamari

2 cucharadas soperas de agua

Preparación:

• Lavar las almejas en un colador de malla grande.

• Picar el perejil y el ajo macerado.

• Saltear en una cazuela el ajo en el aceite y después añadirle el perejil. A continuación echar las almejas y tapar.

• Cuando las almejas se han abierto, cerrar el fuego y sacarlas de su concha.

• Picamos la pulpa de las almejas y las introducimos nuevamente en la cazuela con su jugo. Las cocinamos 1 minuto más y luego las condimentamos con el tamari diluido.

SALSA DE TAMARI CON SÉSAMO (para cereales, pasta o verduras)

Ingredientes:

2 cucharadas soperas de tahín

1 cucharada sopera de tamari

3 cucharadas soperas de agua caliente

SALSA PARA LA ENSALADA

Ingredientes:

Miso blanco

Zumo de limón

Una pizca de sal

Preparación:

• Mezclar la misma cantidad de miso que de zumo de limón.

Esta salsa se usa para condimentar la escarola o las endivias:

• Escaldar la escarola o las endivias con agua y una pizca de sal.

• Bañamos las hojas con la salsa.

SALSA AL PESTO

5 cucharadas soperas de albahaca fresca

1 diente de ajo previamente macerado (mínimo 2 semanas) en salsa tamari (opcional)

4 cucharadas soperas de aceite de sésamo

2 ciruelas umeboshi o bien 1 cucharada sopera de pasta de umeboshi

1 cucharada sopera de miso blanco

4 cucharadas soperas de piñones tostados

Preparación:

• Se trituran los ingredientes con un poco de agua caliente hasta obtener una consistencia cremosa.

SALSA DE CEBOLLETAS (para acompañar legumbres)

Ingredientes:

2 cebolletas cortadas a trozos de 1 cm, previamente maceradas en salsa de soja shoyu (mínimo 2 semanas)

1 cucharada de albahaca fresca

3 cucharadas de tahin

1 cucharada de mugi-miso o miso de cebada

Preparación:

• Se trituran la albahaca, el tahin y el mugi-miso con un poco de agua caliente. Se añaden las cebolletas cortadas a trocitos muy pequeños.

SALSA DE MISO

Ingredientes:

1 cucharada sopera de miso blanco

3 cucharadas soperas de tahín

1 taza de agua caliente

1 cucharada de postre de ralladura de piel de limón

Preparación:

• Mezclar el miso, el tahín y el agua caliente hasta que esté cremoso.

• Agregar la ralladura y remover.

• Servir sobre cereales, pasta o verduras.

SALSA DE UMEBOSHI I (para acompañar las verduras al vapor)

Ingredientes:

2 cucharadas soperas de puré de umeboshi

1/2 taza de aceite de sésamo

1/2 taza de agua

1/2 puerro crudo (parte blanca y parte verde)

Preparación:

• Se mezclan los tres primeros ingredientes.

• Se corta el puerro a rodajas muy finas y se añade a la mezcla anterior.

SALSA DE UMEBOSHI II(para acompañar platos fríos)

Ingredientes:

1 umeboshi por persona

1 cucharada sopera de tahin por persona

1 cucharada sopera de miso blanco por persona

1 cucharada sopera de aceite de sésamo por persona

Agua (La cantidad de agua depende de lo espesa que se desee)

Preparación:

• Sacar el hueso de las umeboshi.

• Poner todos los ingredientes en una batidora, añadir el agua y triturar.

SALSA VINAGRETA I

Ingredientes:

1 cucharada sopera de vinagre de umeboshi

1 cucharada de postre de salsa shoyu

1 cucharada de postre de mostaza

Un poco de agua

Preparación:

• Se trituran los ingredientes y se añade el agua al gusto.

SALSA VINAGRETA II

Ingredientes:

2 cucharadas soperas de shoyu

1 cucharada de postre de mostaza

1 cucharada sopera de tahin

3 cucharadas soperas de agua

1 cucharada sopera de vinagre de umeboshi

Preparación:

• Se mezclan todos los ingredientes.

17. PATÉS

PATÉS DE DISTINTOS COLORES

Son ideales para untar crackers de amaranto, tortitas de arroz, pan de flores de sarraceno o pan de flores de harina de arroz con harina de castaña. También para acompañar algunos platos como guarnición.

PATÉ DE ALBAHACA

Ingredientes:

1 diente de ajo macerado con tamari (opcional)

2 cucharadas de aceite de sésamo

2 cucharadas de miso blanco (shiro-miso)

7 hojas de albahaca fresca

Preparación:

• Pasamos los ingredientes por la batidora

PATÉ DE ZANAHORIA

Ingredientes:

1 diente de ajo macerado con tamari (opcional)

2 cucharadas soperas de aceite de sésamo

2 cucharadas soperas de miso blanco (shiro-miso)

1 zanahoria cocida

7 hojas de menta fresca

Preparación:

• Pasamos todo por la batidora

OLIVADA DE ACEITUNAS NEGRAS

Ingredientes:

100 gr de olivas negras sin hueso

1 cucharada sopera de miso blanco o shiro miso

3 cucharada sopera de aceite de sésamo

1/2 cucharadita de orégano

1/2 cucharadita de tomillo

Preparación:

• Dejar en maceración la noche anterior las olivas con el orégano, el tomillo y el aceite. Todo ello en un recipiente de cristal tapado.

• Al día siguiente, sacar las aceitunas y añadir el miso. Triturar todos los ingredientes.

• Añadir más aceite si lo queremos convertir en una salsa.

• Se puede conservar en la nevera algunos días.

PATÉ DE MOSTAZA (para untar tempeh a la plancha)

Ingredientes:

2 cucharadas soperas de aceite de sésamo

2 cucharadas soperas de miso blanco

1 cucharada sopera de pasta de umeboshi

2 cucharadas soperas de jugo concentrado de manzana

1 cucharada sopera de mostaza

1 cucharada de postre de vinagre de arroz

Preparación:

• Pasamos los ingredientes por la batidora

PATÉ DE VERDURAS AL CURRY

Ingredientes:

2 cebollas cortadas finas

2 puerros cortados finos

1 zanahoria cortada en virutas

1/2 taza de harina integral de espelta cernida (tamizada)

3 cucharadas soperas de aceite de sésamo

3 tazas de caldo de kombu dashi o agua

1 y 1/2 cucharada de postre de curry en polvo

1/2 cucharada de postre de sal marina

Preparación:

• Saltear la cebolla en aceite hasta que esté dorada. Añadir la sal. Agregar la zanahoria, los puerros, el curry y la harina dilluida en 2 tazas de caldo. Removeremos de vez en cuando durante 10 minutos.

• Agregar el resto del caldo y cocinar a fuego lento durante 30 minutos más.

• Remover y pasar por el pasapurés.

18. BEBIDAS

La principal bebida es el agua. Desde mi experiencia recomiendo el agua destilada mediante un aparato doméstico. El agua destilada es pura y necesita de sales orgánicas para nuestra salud. La mejor forma de añadirle sales es con 10 gotas da agua de mar por litro de agua destilada.

Otra bebida recomendada para alcalinizarnos cuando lo necesitamos es la combinación de agua con agua de mar en una proporción de 5 – 2.

A parte del agua , las bebidas más recomendables para la salud son las siguientes:

LOS 4 TÉS JAPONESES

Son tonificantes, antioxidantes y remineralizantes.

TÉ KUKICHA O TÉ DE TRES AÑOS (té de ramas)

Después de tres años de estar en la intemperie, las ramitas que quedan sin hojas se cortan y se tuestan.

Este té contiene muy poca teína, sólo 0,5%

Se recomienda tomar té kukicha + ciruela umeboshi en caso de agitación nerviosa, enfado, dolor de cabeza, mareos, resfriados, dolor de vesícula, alteraciones digestivas e intestinales.

Preparación:

• Poner una taza de agua a hervir. Cuando hierva, se apaga el fuego y se añade una cucharadita de kukicha. Tapar y dejar en infusión de 7 a 10 minutos para que se desprendan todas sus catequinas (moléculas bioactivas anticancerígenas).

Después de una comida con exceso de grasa es recomendable tomar 1 cucharada sopera de daikon y jengibre rallados en este té.

TÉ BANCHA (té de hojas)

Las hojas de este té permanecen 3 años en la planta. Al recolectarse se dejan secar al sol. Es un té aromático. Solo contiene el 0,5% de teina.

Preparación:

• Poner 1 taza de agua a hervir. Cuando hierva, se apaga el fuego y se espera 1 minuto. Vertemos 1 cucharadita de té. Tapamos e infusionamos durante 5 minutos. Servir.

TÉ HOJICHA (té de hojas)

Este té está hecho con hojas de té bancha tostado al carbón.

Preparación:

• Poner 1 taza de agua a hervir. Cuando hierva, se apaga el fuego y se espera 1 minuto. Vertemos 1 cucharadita. Tapamos e infusionamos durante 5 minutos. Servir.

TÉ SENCHA (té de hojas)

Es el té más consumido en Japón. Es un té más joven y de mucha calidad. Contiene un 1% de teína, vitamina C y antioxidantes. Es el té verde con más catequinas (moléculas bioactivas anticanerígenas).

Preparación:

• Hervir 1 taza de agua y retirarla del fuego. Esperar 1 minuto y verter 1 cucharadita de Sencha.

• Tapar e infusionar durante 5-10 minutos para que se desprendan las catequinas.

OTROS TÉS

TÉ SHO-BAN

Esta combinación de té bancha más unas gotas de shoyu

la convierte en una bebida más yang, ideal para la fatiga.

Preparación:

• Poner en una taza 1 cucharadita de shoyu (en caso de intolerancia al gluten utilizar 1/4 de cucharadita de tamari). Verter el té bancha en la taza.

TÉ UME-SHO-BAN

Es un té depurativo, contra la fatiga, la nefritis, el reumatismo, las indigestiones y preventivo de problemas cardiovasculares.

En invierno mejor añadirle unas gotas de jengibre.

Preparación:

• Poner a hervir agua (algo más de 1 taza) y añadir 1 ciruela umeboshi. Hervir durante 10 minutos.

• Apagar el fuego, esperar 1 minuto y echar 1 cucharadita de té bancha. Tapar y esperar de 5 a 10 minutos.

• Antes de beber, agregar 1/2 cucharadita de shoyu.

KUZU

Para diarreas, resfriados, dolor de estómago y especialmente para la tuberculosis intestinal.

Preparación:

• Diluir 1 cucharadita de Kuzu en un poco de agua fría, que luego se mezclará con 1/2 de taza de agua hirviendo. Al verter el kuzu diluido se removerá rápidamente hasta que el líquido esté más espeso y transparente. Se puede agregar unas gotas de shoyu o tamari, o bien un poquito de jengibre rallado.

UME-SHO-KUZU

Bebida para los resfriados, faringitis, bronquitis, diarreas y enfermedades intestinales.

Preparación:

• Poner a hervir algo más de 1 taza de agua y añadir 1 ciruela umeboshi. Dejar hervir durante 10 minutos.

• Diluir una cucharadita de kuzu con un poco de agua fría y verterla en el agua hirviendo de la umeboshi y remover inmediatamente para que no se haga grumos.

• Apagar el fuego cuando la bebida sea transparente y espesa.

• Añadir 1/2 cucharadita de shoyu.

• Es opcional añadir una cucharada de jengibre fresco rallado o bien 1/2 cucharadita de jengibre seco.

TÉ KOHREN DE RAÍZ DE LOTO

Excelente para la tos, tos convulsa, asma y tuberculosis.

Preparación:

• Poner una cucharadita de loto seco en polvo en una taza de agua. Llevar a ebullición con el fuego bajo durante 3-5 minutos.

TÉ RENKON DE RAÍZ DE LOTO

Ideal para la tos, el asma y en general para las personas yin.

Se prepara igual que el té Kohren y se añade 1 cucharada de jugo de jengibre recién rallado y una pizca de sal.

TÉ DE SARRACENO

Para preparar este té se usa el agua de la cocción de los fideos soba. Se calienta y se le añade una pizca de sal o unas gotas de tamari.

TÉ MU (té de raíces)

El té Mu contiene 16 plantas medicinales, entre ellas el ginseng. Se considera un té muy yang indicado para la fatiga.

Preparación:

• Hervir una bolsita de té Mu en 4 tazas de agua de 10 a 20 minutos. Sacar la bolsita y guardarla porque puede utilizarse una segunda vez.

TÉ DULCE DE KUZU (para ayudar a conciliar el sueño)

Ingredientes:

1 taza de zumo de manzana, hecho en casa

1 cucharada sopera de kuzu

Preparación:

• Disolvemos el kuzu en el zumo de manzana recién hecho y lo llevamos a ebullición, removiendo hasta espesar.

• Servir caliente.

TÉ DULCE DE AMAZAKE

Ingredientes:

1 taza de agua

1 cucharada de postre de amazake de arroz

Un poquito de jengibre y cúrcuma rallados

Preparación:

• Se diluye el amazake en el agua y se pone al fuego para

darle un ligero hervor. Después se añade un poquito de jengibre y cúrcuma finamente rallados.

TÉ DULCE DE LOS MONJES (para relajarnos y calentarnos)

Ingredientes:

1 taza de agua

1 pellizco de sal

1 cucharada de amazake de arroz

1 cucharada de postre de zumo de jengibre obtenido con el rallador

Preparación:

• Se hierven durante dos minutos los ingredientes y después se deja tapado durante 5 minutos.

TÉ DE DAIKON

Este té medicinal sirve para depurar el cuerpo de mucosidades y grasas debido a la alimentación incorrecta del pasado.

La primavera es la mejor estación para la depuración.

Ingredientes:

1 cucharada sopera de daikon rallado

1 cucharada de postre de jengibre y cúrcuma rallados

1/2cucharada de postre de tamari

1/2 cucharada de postre de té kukicha

1 taza de agua

Preparación:

• Hervir el agua, apagar el fuego y echar el té. Dejar la infusión en reposo durante 7 minutos para que se desprendan las catequinas del té.

• Pasados los minutos destapar y añadir el resto de ingredientes.

• Volver a tapar y esperar 5 minutos.

• Beber bien caliente.

INFUSIÓN DE PRIMAVERA (para limpiar el hígado)

En primavera, para limpiar el hígado, tomaremos infusión de diente de león y ortiga. No tomaremos la raíz porque en ella no hay energía, sino que infusionaremos las hojas al vapor.

Si además queremos regular la función del hígado, utilizaremos la mezcla de las siguientes plantas: angélica, genciana, alcachofera, centaura, caléndula, menta, boldo, cardo mariano, verbena y fumaria.

Preparación:

• Poner 1 cucharada sopera de la mezcla en medio vaso de agua. Dejar toda la noche en maceración.

• Colar y tomar en ayunas.

INFUSIÓN DE MENTA

Excelente bebida refrescante para el verano. No abusar porque es yin.

Preparación:

• Lavar y cortar a trocitos 30 gr de hojas de menta. Hervir las hojas en 150 c.c de agua durante 10 minutos y salar al gusto.

INFUSIÓN DE ARTEMISA

El té de artemisa se emplea para las digestiones lentas, para la bronquitis, para regular la menstruación y también para eliminar toda clase de parásitos intestinales. Tomar 1 vez al mes en ayunas.

Preparación:

• Lavar 10 gr de hojas de artemisa fresca y hervirlas en una taza de agua durante 10-15 minutos a fuego lento.

Salar al gusto.

En su preparación, también pueden emplearse las hojas secas de artemisa.

INFUSIÓN DE ACHICORIA

Sustituye el café por su propiedad de mantener el estado de vigilia. También se emplea como laxante.

Preparación:

• Hervir una taza de agua y añadir 1 cucharadita de achicoria. Dejar hervir 2 minutos y apagar el fuego.

• Tapar y dejar en infusión 10 minutos.

INFUSIÓN 5 ELEMENTOS

Esta infusión contiene los 5 sabores (ácido, amargo, salado, dulce y picante) que estimulan los 5 órganos principales.

Ingredientes:

Zumo de 1/2 limón

La corteza del 1/2 limón

1 cucharada sopera de melaza de arroz

1/2 cucharada de postre de zumo de jengibre fresco

rallado

Unos granitos de sal

Preparación:

• Hervimos durante 8 minutos la corteza del medio limón en una taza de agua.

• Sacamos la corteza y agregamos a este líquido el zumo de limón, la melaza de arroz, el jengibre, la sal y removemos.

• Lo tomaremos bien caliente.

TÉ PARA LA TOS (en general para todas las enfermedades pulmonares)

Ingredientes:

1 cucharadita de té kukicha

1/2 cucharadita de raíz de jengibre rallada

1/2 cucharadita de cúrcuma en polvo

1/3 de cucharadita de tomillo

El zumo de 1/2 limón

Preparación:

• Poner una taza de agua a hervir. Apagar el fuego y poner el té y todas las hiervas.

• Infusionar 10 minutos.

• Colar y añadir el zumo de limón.

CAFÉ OHSAWA

Es una bebida a base de cereales tostados. Actualmente se puede adquirir en algunos herbolarios y tiendas de alimentación bio en formato instantáneo. Si a esta bebida le añadimos unos pocos granos de sal, realzaremos su sabor y lo yanguizaremos.

ALIMENTOS - MEDICAMENTOS

Algas: En el siglo pasado ya se hicieron diversos estudios científicos que demuestran que las algas poseen fitoquímicos muy potentes para prevenir y tratar el cáncer. También son muy depurativas, ayudan a eliminar la radioactividad del organismo y nos aportan todos los nutrientes.

Arroz integral en crema: Principal cereal en la cocina macrobiótica. Se usa en casos de fiebre en general, para la gripe, para la fatiga y para problemas intestinales. Se acostumbra a tomar en el desayuno.

Arroz integral: Es un cereal muy completo, energético y muy digestivo. No tiene gluten. Eficaz en afecciones hepáticas, úlceras, enfermedades renales, cardíacas, vasculares y para la hipertensión. Su contenido en fibra regula el tránsito intestinal, reduce los niveles de colesterol y previene el cáncer de colon. Su fibra también aporta más vitaminas y minerales que el arroz blanco, que es más astringente. El arroz negro y el rojo están indicados en caso de anemia.

Azuki: Pequeña legumbre de color rojizo que tiene forma

de riñón. Es ideal para enfermedades del riñón. Se aconseja en la diabetes y previene el cáncer. Estimula la leche materna (1 o 2 veces por semana).

Aceite de sésamo: Es ideal para cocinar y aliñar cuando se quiere aliviar los problemas del hígado. Como cosmético para la cara, mezclar este aceite con unas gotas de limón.

Aceite de lino: No se usa para cocinar. Se toma en crudo y también es recomendable para el hígado. Tomar 1 cucharada sopera al día como máximo. El aceite de lino y el de sésamo son aceites cosméticos para el rostro.

Bardana: Es un rábano negro muy yang, depurativo de la sangre y revitalizante. Se usa para el reuma y como antibiótico natural.

Brócoli: Según estudios científicos que lo abalan es el vegetal más anticancerígeno.

Calabaza: Es la verdura más indicada en la diabetes junto con al mijo.

Cúrcuma: Raíz de la India. Es un gran potenciador del sistema inmunitario, es antioxidante, antiinflamatorio y anticancerígeno. Está indicada en la candidiasis y en la psoriasis.

Daikon: Rábano blanco y largo japonés. Se emplea para digerir las grasas y eliminar mucosidades.

Dashi: Caldo hecho con kombu. Es depurativo, digestivo y estimula el metabolismo.

Dentie: Es un polvo negro elaborado con cenizas de berenjena saldas. Se emplea para solucionar problemas en las encías como la periodontitis, y para el dolor de muelas.

Dulse: Alga de color marrón empleada para la anemia.

Estevia: Es la planta endulzante ideal para los diabéticos. Se toma diariamente en ayunas, masticando 2 o 3 hojas frescas o en infusión de hojas secas.

Gomasio: Es un condimento hecho con semillas de sésamo tostadas, molidas en un 50%, y saladas con sal marina. La sal del gomasio también se tuesta porque cruda puede causar úlceras en el aparato digestivo. El gomasio alivia la fatiga, el dolor de cabeza tipo yin (zona de delante de la cabeza) y para el mareo. La semilla de sésamo contiene cinco veces más calcio que la leche. Además los aceites del gomasio contribuyen a la absorción de la sal marina. El sésamo destaca por su 50% en contenido de vitamina E. Tomaremos gomasio diariamente, para evitar la osteoporosis. También para la osteoporosis es recomendable tomar té de cola de caballo o té de ortiga, y legumbres dos o tres veces por semana.

Jengibre: Es una raíz potenciadora del sistema inmunitario, antioxidante, digestiva, anticancerígena y antiinflamatoria, desintoxicante, bactericida y aumenta la temperatura corporal. El jengibre rompe las piedras del riñón, se puede usar como sustituto del limón, y además aporta calor. Es ideal para el colon irritable, la candidiasis, para la aterosclerosis, para los resfriados y el asma. También se emplea para uso externo. Si rallamos el jengibre, añadimos la misma cantidad de aceite de sésamo y los mezclamos, podemos aplicarlo en cualquier parte del cuerpo para aliviar el dolor. El extracto oleoso de jengibre se usa para el asma y todas las enfermedades de las vías respiratorias.

Kuzu: Es un almidón blanco de mucha calidad que se emplea para facilitar la digestión, especialmente para el dolor de estómago y los intestinos inflamados y debilitados, también para aliviar la fatiga, y para problemas respiratorios como tos, bronquitis y resfriados. También para las adicciones como el alcohol y el tabaco. En la fibromialgia se usa como relajante muscular para disminuir la rigidez. Es ideal para la ansiedad y el insomnio. Se recomienda en los hígados tóxicos, para la hepatitis, dolores articulares y resacas. El kuzu es muy yang y alcalinizante, energizante, antiinflamatorio, protector de todas las mucosas, regenera la flora intestinal y es reforzante del hígado. Tiene efecto sudorífico para la fiebre y estados gripales. Elimina dolores de cabeza (zona frente y entre los ojos). Elimina el dolor de oído, la fatiga visual, la agitación nerviosa y el insomnio. Se emplea como espesante para comidas y postres.

Mijo: Destaca por su contenido en hierro, fósforo y vitamina A. Es uno de los cereales más energéticos. Se aconseja en la anemia ferropénica, calambres musculares, el embarazo y la lactancia. Es regenerador del sistema nervioso e indicado para la diabetes junto con la calabaza.

Miso: El miso se usa como condimento. Es una pasta fermentada elaborada con soja amarilla y cereales. Tiene un alto valor proteico (34%), es energético, antianémico y alcalinizante. Favorece la digestión y mejora la circulación. No debe consumirse pasteurizado. En caso de enfermedad se recomienda el mugi miso o miso de cebada, o también el Hatcho miso, y se toma diariamente en sopa. Nos ayuda a repoblar la flora intestinal. Es un alimento simbiótico porque contiene, a la vez, prebióticos y probióticos, como también la salsa tamari. Además, es rico en ácido linoléico y lecitina. Nos protege de las radiaciones electromagnéticas y nucleares. Nos ayuda a eliminar los elementos radioactivos del cuerpo. No debe hervir, ya que pierde las enzimas que contiene. Se añade al final de las cocciones.

Clases de miso:

- **Hatcho miso.** Miso hecho solo de soja. Es el miso más yang, indicado para personas enfermas que necesitan un gran aporte de proteinas. Contiene mucho hierro, da calor y tiene una fermentación de 3 años.

- **Mugi miso o miso de cebada.** Miso hecho de soja, cebada y sal marina. También es de larga fermentación. Es el más usado por sus propiedades y buen sabor. Se recomienda para prevenir la hipertensión y el colesterol, así como los accidentes cardiovasculares. Se usa en sopas, patés, legumbres y cereales.

- **Genmai miso o miso de arroz.** Miso hecho de soja, arroz integral y sal marina. Ayuda al sistema digestivo, repoblando la flora intestinal. Puede utilizarse en las 4 estaciones en climas templados. Su fermentación es de 1 año o más. Se elabora con soja, arroz y sal.

- **Shiro miso o miso de arroz blanco y soja.** Se fermenta durante 6 meses. Se utiliza como condimento en la cocina para salsas y postres.

- **Natto miso.** Es un fermento de soja, cebada, kombu, jengibre y sal. El tiempo de fermentación también es de 6 meses. Se usa para la osteoporosis, la anemia y para la circulación. Combina con verduras, cereales y mochi. Es muy nutritivo por su contenido en probióticos, prebióticos, vitamina K2, selenio y acetilcolina, ambos anticancerígenos.

Quinoa: Pseudo-cereal sin gluten. Destaca por la cantidad de proteina que contiene. Se utiliza en sopas, cremas, potajes, ensaladas, salteados de verduras, en salteados de leguminosas...La quinoa, el amaranto y la canihua contienen un gran valor nutricional que favorecen la flora intestinal y son anticancerígenos.

Raíz de Loto: Tiene una estructura parecida a los alvéolos pulmonares. En los países orientales la raíz de Loto ha sido y es un remedio específico para problemas pulmonares. Se pueden preparar infusiones con loto en polvo.

Sal marina: Hemos de eliminar de nuestra cocina la sal (ClNa, que causa osteoporosis y Alzheimer), y utilizar la sal marina completa, que es una sal natural extraída a orillas del mar. Genera energía hidroeléctrica necesaria para las células. Nos alcaliniza. Regula el sueño. Ayuda a mantener la libido. Nos aporta los 84 minerales esenciales. Previene las varices, la gota y los calambres musculares. Es mucolítica para senos (sinusitis) y pulmones (bronquitis). Es antialérgica. Regula los niveles de azúcar en sangre (muy importante para los diabéticos). Estabiliza los latidos del corazón y la presión sanguínea. La sal marina contribuye en la absorción de los nutrientes.

Salsa de soja Shoyu: Condimento líquido fermentado durante largo tiempo a partir de la soja amarila, trigo y sal marina. Es beneficioso para el hígado. Es antioxidante y anticancerígeno. No tomar cuando se tiene intolerancia o alergia al gluten.

Salsa de soja Tamari: Condimento líquido fermentado. Derivada del proceso de elaboración del miso. No contiene trigo ni por tanto gluten. Su sabor es más intenso que la salsa shoyu. Es más yang que la salsa shoyu y más empleada como medicamento, ya que es antioxidante, ayuda a digerir y nos aporta energía.

Semillas: Cuando tomemos semillas, es mejor combinarlas con alga nori tostada. Entre las semillas medicamento destacan las siguientes:

– **Semillas de sésamo:** Contienen cerca de un 35% de proteína, bastante más que algunos frutos secos; y más de cinco veces de calcio que la leche. Por tanto, están indicadas en la osteoporosis. Cerca del 50% de su contenido es aceite rico en vitamina E, por lo que el aceite de sésamo es uno de los más resistentes a la oxidación. Son ricas en fósforo, niacina, tiamina y contienen la misma cantidad de hierro que el hígado. Reducen el colesterol y los triglicéridos.

- **Semillas de girasol:** Contienen más proteínas que la carne. Es eficaz contra el Alzheimer. Son ideales para deportistas por su elevado contenido en potasio.

- **Semillas de calabaza:** Se emplean para los problemas prostáticos, los urinarios y los digestivos. Se usa para la limpieza de parásitos intestinales.

- **Semillas de lino y chía:** Son la fuente más alta de omega-3, más que el pescado. Poseen propiedades antiinflamatorias y depurativas. Las semillas de lino son buenas para el hígado, pero como máximo se pueden tomar 1 cucharada sopera diaria y durante no más de 3 meses seguidos.

También el aceite de lino se recomienda para la circulación, el estómago, los quistes y nódulos en las mamas y para la artrosis. Es conveniente tomar, como máximo, 1 cucharada sopera en las sopas (miso,....). Para la piel del rostro, y especialmente en verano, utilizaremos primero agua de rosa vaporizada y a continuación uno de los siguientes aceites: lino, sésamo, almendras, argán o jojoba.

Seta Shiitake: Energizante. Se deja en remojo 2 horas y después de hervida, su caldo se aprovecha para usarlo en sopas o beberlo para aliviar la tensión muscular. Se aconseja tomar 1 seta a la semana en condiciones normales. Intensifica la función del hígado. Es potenciadora del sistema inmune como la maitake, reishi y el champiñón del sol. Elimina el colesterol, mejora la circulación, indicada en la hipertensión y las taquicardias, para enfermedades cardiovasculares y para la artritis. Es diurética, antioxidante y antiinflamatoria. Es la seta más yang. Previene el cáncer y se usa para su tratamiento. Tiene propiedades similares las setas reishi y maitake.

Soja: Es una legumbre "suprema", pero cuando no está fermentada es muy indigesta. No es aconsejable comerla como legumbre o leche de soja. La mejor manera de tomarla es en forma de miso, salsa tamari y tempeh.

Tahin: Se usa como condimento. Es una pasta cremosa de semillas de sésamo. Es un concentrado de calcio biodisponible.

Té Bancha: Té verde japonés tostado. Este té, si le añadimos una pizca de sal, sirve para hacer gárgaras en caso de tener dolor de garganta.

Té Kukicha o de Tres años: Es uno de los tés con menos teína. Por su contenido en catequinas es antioxidante y antienvejecimiento. Debido a su contenido en taninos es bactericida. Es depurativo, tonifica el sistema nervioso, es diurético y previene la mala circulación. Es el té más usado en macrobiótica.

Té Mu: Té muy tonificante creado por George Ohsawa con 16 hierbas entre las que destacan el regaliz, la canela, el ginseng y el jengibre.

La raíz plenamente desarrollada del ginseng tiene la forma del ser humano. En Oriente se emplea para el rejuvenecimiento. No es adecuado para las mujeres, al ser muy estrogénico.

Té Sencha: Té verde japonés tostado para prevenir el cáncer. Es el té que posee más catequinas.

Tekka: Es un condimento llamado "fuego de hierro". Es sumamente yang, ya que se cocina durante 10 horas a fuego muy lento en ollas muy gruesas. Sus ingredientes son: Hatcho miso, aceite de sésamo, pasta de sésamo y varias raíces -lotus, bardana, zanahoria, diente de león, jengibre-. Contiene gran cantidad de hierro, 25 veces más que la carne, que nos ayuda a alcalinizar y depurar la sangre, a fortalecer el intestino y a aumentar la energía. Está indicado para la anemia, reumatismo, algunos cánceres y ante cualquier enfermedad muy debilitante. Se recomienda tomar 1 vez al día, 1/4 de c.p. para condimentar cereales o verduras cocidas.

Tempeh: Alimento fermentado a partir de la soja amarilla. Es una proteína muy digestiva y de gran valor nutritivo. Es antioxidante. Es importante saber que contiene vitamina B12, también que es un antibiótico natural utilizado contra enfermedades intestinales.

Tofu: Cuajo de la leche de soja. No se aconseja tomarlo sin fermentar, pero sí lo podemos emplear para aplicarlo en las quemaduras, contusiones y heridas porque acelera el proceso de cicatrización. Se utiliza, en estos casos, el tofu más denso y sin fermentar.

Trigo sarraceno: Es un cereal sin gluten, generador de alcalinidad. Limpia y fortalece los intestinos. Es eficaz en la diarrea, fortalece los vasos sanguíneos, aumenta la circulación de manos y pies, reduce la tensión arterial, es protector de radiaciones.

Umeboshi: Es una ciruela japonesa en pickle con sal y shiso (hojas de color rojo). Es muy energética, alcalinizante y rejuvenecedora. Es depurativa, estimula la función del hígado y del riñón, acelera los movimientos peristálticos y tiene un efecto laxante. Nos ayuda en la enfermedad yin y en la yang. Su efecto es rápido y espectacular. Se recomienda en indigestiones, ya que acelera la digestión de las proteínas. Normaliza la digestión, aumentando la flora intestinal (probiótico), eliminando la diarrea y el estreñimiento. Se usa en caso de mareos en el embarazo y para los resfriados. Es antioxidante y antibiótica. Calma el sistema nervioso. Se recomienda 1 ciruela cada 3 días. Se puede tomar cruda o cocida, y no se mastica, sino que se corta a trocitos y se traga mediante sorbos de agua.

El vinagre de umeboshi es ideal para aliños, salsas y aderezos.

Zanahoria: Pelada y hervida como alimento diario es ideal para la celiaquía, y es anticancerígena por su contenido en fitoquímicos.

www.ingramcontent.com/pod-product-compliance
Lightning Source LLC
Chambersburg PA
CBHW030251290526

45785CB00001B/42